半夏泻心汤治疗慢性胃炎临证应用

主　编　李慧臻　赵双梅

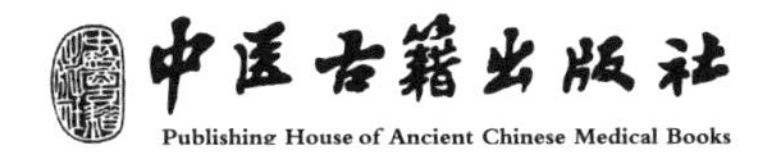
中医古籍出版社
Publishing House of Ancient Chinese Medical Books

图书在版编目（CIP）数据

半夏泻心汤治疗慢性胃炎临证应用 / 李慧臻，赵双梅主编 . —北京：中医古籍出版社，2022.7

ISBN 978-7-5152-2312-4

Ⅰ . ①半… Ⅱ . ①李… ②赵… Ⅲ . ①半夏泻心汤–研究 Ⅳ . ① R286

中国版本图书馆 CIP 数据核字（2021）第 130747 号

半夏泻心汤治疗慢性胃炎临证应用

李慧臻　赵双梅　主编

责任编辑　张凤霞

文字编辑　张　楚

封面设计　韩博玥

出版发行　中医古籍出版社

社　　址　北京市东城区东直门内南小街 16 号（100700）

电　　话　010–64089446（总编室）010–64002949（发行部）

网　　址　www.zhongyiguji.com.cn

印　　刷　廊坊市靓彩印刷有限公司

开　　本　710mm×1000mm　1/16

印　　张　12.5

字　　数　192 千字

版　　次　2022 年 7 月第 1 版　2022 年 7 月第 1 次印刷

书　　号　ISBN 978-7-5152-2312-4

定　　价　65.00 元

《半夏泻心汤治疗慢性胃炎临证应用》
编委会

主　编　李慧臻　赵双梅

副主编　杨　岩　王天麟　黄　明　王兴章

编　委　苏震东　马佳乐　李苗苗　宋昊鲲

李家兴　徐艮芬　王　莉　李　睿

王冠群　高　望　宋清武　祁向争

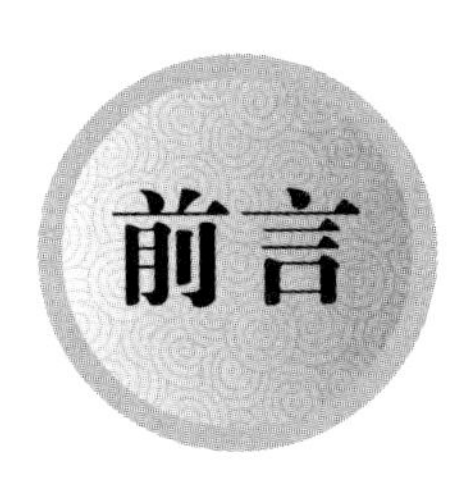

前言

中医药学是中国古代科学的瑰宝，也是打开中华文明宝库的钥匙。继承和发展中医药事业，首要任务是整理挖掘中医药传统典籍，坚定传承发展中医药的文化自觉与文化自信。张仲景所著《伤寒杂病论》集汉代以前医学之大成，系统阐述了多种外感疾病及杂病的辨证论治，理法方药俱全，在中医发展史上具有划时代的意义和承前启后的作用，奠定了中医学辨证论治的基础。

半夏泻心汤即出自《伤寒杂病论》一书，此方本为痞证而设，因其配伍严谨，有“寒热互用、升降同调、补泻兼施”之特点，故自创方以来被古今医家广泛应用于其他疾病的治疗，并逐渐扩大其适应证。目前对于半夏泻心汤的研究颇多，例如从药物配伍、单药药理、药组药理、药效成分、作用机制、临床应用等方面进行相关动物实验及临床试验研究，但是上述内容多散见于各类医学杂志或书籍，未能进行系统论述，因此编著“半夏泻心汤治疗慢性胃炎”的系统著作是有必要的。

为使读者能更好地认识半夏泻心汤，发挥其最大的临床及社会效益，我们编委会编撰了《半夏泻心汤治疗慢性胃炎临证应用》一书。本书编委会成员长期从事与半夏泻心汤相关的临床及实验研究，尤其针对慢性胃炎的相关机制研究较多，主编李慧臻教授承担及完成相关国家级、省部级及地市级课题多项，书中一些结论源于相关课题的研究成果，相关论文见于核心期刊。

本书共分为三大章：第一章对半夏泻心汤进行概述，主要包含了本方的出处、方义解析，还有古今名家对其的认识及应用，对其类方进行比较，同时分析单味药物的药理作用，并对其现代临床应用进行了论述；第二章是本书的主要部分，对半夏泻心汤治疗慢性胃炎的临床及实验研究进行了论述，包括半夏泻心汤改善慢性胃炎的临床疗效评价及可能机制的探索；第三章列举了临床中半夏泻心汤治疗慢性胃炎的病案，并对病案特点及用药加减进行分析，为经方爱好者在临床使用半夏泻心汤提供一定的思路。

中医药是前贤先哲们留给我们后学者的宝贵财富，继承和发展中医是我们当代中医人的共同历史使命，在传承的基础上我们更应有所创新，为继承中医、发展中医作出自己的一份贡献。本书编纂过程中涉及一些现代药理、作用机制的相关研究，有自己的研究结果，亦参考了许多医家的学术成果，希望能发掘半夏泻心汤更多的作用机制，不断拓展半夏泻心汤临床使用的宽度和深度，更好地造福患者，同时让学者们发现中医经方之美，提高中医人的文化自信！希望本书能给临床医师及相关科研工作者提供一定的帮助。

目录

第一章　半夏泻心汤论述

第一节　概　述

一、经方简介

半夏泻心汤为东汉著名医家张仲景所创，首见于《伤寒杂病论》。

伤寒五六日，呕而发热者，柴胡汤证具，而以他药下之，柴胡证仍在者，复与柴胡汤。此虽已下之，不为逆，必蒸蒸而振，却发热汗出而解。若心下满而硬痛者，此为结胸也，大陷胸汤主之。但满而不痛者，此为痞，柴胡不中与之，宜半夏泻心汤。（149）

半夏泻心汤方

半夏半升（洗）　黄芩　干姜　人参　甘草（炙）各三两　黄连一两　大枣十二枚（擘）

上七味，以水一斗，煮取六升，去滓，再煎，取三升，温服一升，日三服。

此乃仲景辛开苦降治“心下痞”之代表方，历代医家颇为推崇，相关论述甚多。其他相关条文记载：

《金匮要略·呕吐哕下利病脉证治第十七》中记载：“呕而肠鸣，心下痞者，半夏泻心汤主之。”

《外台秘要·卷二·伤寒结胸方七首》一十二法记载：“太阳病下之，其脉促，不结胸者，此为欲解也。若心下满硬痛者，此为结胸也，大陷胸汤主之。但满而不痛者，此为痞，柴胡不中与之也，宜半夏泻心汤主之方。"

吴昆《医方考·卷一》:"伤寒下之早,胸满而不痛者为痞,此方主之。伤寒自表入里……若不治其表,而用承气汤下之,则伤中气,而阴经之邪乘之矣。以既伤之中气而邪乘之,则不能升清降浊,痞塞于中,如天地不交而成否,故曰痞。泻心者,泻心下之邪也。姜、夏之辛,所以散痞气;芩、连之苦,所以泻痞热;已下之后,脾气必虚,人参、甘草、大枣,所以补脾之虚。"

二、方义及配伍特点

半夏泻心汤由半夏、干姜、黄连、黄芩、人参、甘草、大枣七味药组成,配伍以"寒热互用以和其阴阳,辛苦并进以调其升降,补泻兼施以顾其虚实"为特点。方中以辛温之半夏为君,散结除痞,又善降逆止呕,臣以辛热之干姜温中散寒,苦寒之黄芩、黄连泄热开痞,以上四味相伍,具有寒热平调、辛开苦降之用,佐以人参、甘草、大枣甘温益气补其虚,促使脾胃运化如常。

此方所治之痞,是小柴胡汤误下,损伤中阳,少阳邪热乘虚内陷所致,治疗以寒热平调、消痞散结为主,治疗主症为"心下痞满,呕恶,肠鸣下利,舌红腻"。心下即胃脘,属脾胃病变,脾胃居中焦,为阴阳升降之枢纽,中气虚弱,寒热错杂,故为痞证。脾气主升,肝气主降,升降失常,故见呕吐,肠鸣下利。方中诸药相合,辛开苦降,寒温并用,阴阳平调,脾胃健,气机调畅,痞气消散。本方要求"去滓,再煎",意在使寒热药性和合,作用协调,并行不悖,而利于和解。

三、半夏泻心汤与痞证

痞证是以患者自觉心下(即胃脘部)满闷不舒,堵塞胀满,按之濡软而不痛为主要临床表现的一类疾病。因其病变部位主要在心下,故又称心下痞,《伤寒论》多将其描述为"心下痞""心下痞硬""心下痞而满"。

（一）历代医家对痞证的认识

张仲景在《伤寒论·辨太阳病脉证并治》中提出了痞的基本概念，即“但满而不痛者，此为痞”，指出该病病机是正虚邪陷，升降失调，并创立了寒热并用、辛开苦降的治疗大法。其所创半夏泻心汤乃治痞满之祖方，为后世医家所常用。《金匮要略·呕吐哕下利病脉证治第十七》谓：“呕而肠鸣，心下痞者，半夏泻心汤主之。”

李东垣在《兰室秘藏》中提出“脾湿有余，腹满食不化”，所载枳实消痞丸为治疗痞满的名方。枳实消痞丸由半夏曲、干生姜、黄连、甘草、麦芽曲、白茯苓、白术、人参、厚朴、枳实组成，其组方思想与仲景一脉相承，在寒热同调、辛开苦降的基础上，加入四君子汤以增强甘补及健运脾胃之效。

张介宾《景岳全书·痞满》云：“痞者，痞塞不开之谓；满者，胀满不行之谓。盖满则近胀，而痞则不必胀也……有胀有痛而满者，实满也；无胀无痛而满者，虚满也。实痞实满者，可散可消；虚痞虚满者，非大加温补不可。”对痞满的辨证提出了纲领。

《医宗金鉴》载：“阳证痞硬为热痞，大黄黄连泻心宁；汗出恶寒寒热痞，附子泻心两收功；误下少阳发热呕，痞满半夏泻心能；虚热水气痞下痢，心烦干呕腹雷鸣；虚热水气生姜泻，痞急气逆甘草灵。”论述了五泻心汤对不同类型痞证的证治。

冯兆张《冯氏锦囊秘录》云：“凡发热恶寒其脉浮者，伤于阳也……若早下之，则邪聚结于心下而为痞。《经》曰：浊气在上，则生䐜胀。又曰：病发于阴，而反下之，因作痞是也……若心下痞而恶寒者，是表里症俱未解，当先解表，后与攻痞可也。大抵诸痞皆热，故攻之多寒剂，所以诸泻心汤，皆治伤寒痞满，盖满在心胸，不在胃也。”论述了痞证的病机与成因，认为痞证大多为热痞，可用五泻心汤辨证施治。

（二）痞证的成因及证候特点

伤寒五六日，呕而发热者，柴胡汤证具，而以他药下之，柴胡证仍在者，复与柴胡汤。此虽已下之，不为逆，必蒸蒸而振，却发热汗

出而解。若心下满而硬痛者，此为结胸也，大陷胸汤主之。但满而不痛者，此为痞，柴胡不中与之，宜半夏泻心汤。（149）

脉浮而紧，而复下之，紧反入里，则作痞。按之自濡，但气痞耳。（151）

解析：“但满而不痛”是痞证的辨证要点。由于本条之心下痞是由寒热之邪痞塞中焦、脾胃升降失和所致，故兼见恶心、呕吐等胃气不降之症及肠鸣、下利等脾气不升之症。《金匮要略·呕吐哕下利病脉证治第十七》谓：“呕而肠鸣，心下痞者，半夏泻心汤主之。”此为对本条痞证的补充。

“脉浮而紧”，脉浮主表，脉紧主寒，是太阳伤寒证的脉象。太阳伤寒证本应辛温发汗，使邪从汗解。若误用下法，则正气受挫，表邪乘虚内陷，导致气机痞塞，则“紧反入里”，而形成痞证。痞证的特点，是患者自觉心下堵闷不舒，然按之却柔软无物，说明此属无形之邪气滞于心下，故云“但气痞耳”。

（三）痞证与结胸证之异同

痞证与结胸证都是因太阳病误下，邪陷于里而成，都以心下为主要病变部位。痞证为无形之邪，由气机痞塞而成，按之柔软而不硬不痛；结胸证是有形之邪气凝结于胸膈，以胸脘部疼痛为主症的一种病证。“心下满而硬痛者，此为结胸也”，结胸证的三个典型症状为脉沉而紧，心下痛，按之硬；“按之自濡，但气痞耳”则描述了痞证的临床特点，点明了痞证的基本病机。痞证以心下痞、按之濡、不硬不痛为特点，治以理气消痞为主；结胸证以心下胸胁硬满疼痛为主要特点，治以破结攻下法。痞证亦可伴见心下疼痛，只是其痛较轻，且虽痞证心下多软，但亦可见心下硬满的病例。

（四）痞证证治分类

《伤寒论》将痞证大致分为以下几种证型并附代表方。

热痞证：大黄黄连泻心汤，主要用于热痞兼表证；附子泻心汤，主要用于热痞兼表阳虚证。

寒热错杂痞证：半夏泻心汤，主要用于柴胡证误下后的痞证；生姜泻心汤，主要用于胃虚不化水气致痞；甘草泻心汤，主要用于胃气虚，痞利俱甚。

痰气痞证：旋覆代赭汤，主要用于痰气痞证。

水痞证：五苓散，主要用于水饮致痞。

痞证误下后下利：赤石脂禹余粮汤，主要用于误下后导致心下痞硬、下利不止的不同证治。

上热下寒证：黄连汤，用于上热下寒腹痛欲呕吐。

（五）现代医者对半夏泻心汤治疗痞证的认识

《伤寒论》认为痞证形成的主要原因为误汗或误下致使中焦失运，气机壅滞，脾胃升降失和。因邪气致病复杂，致病方式多样，因此可将痞证分类，予诸泻心汤。半夏泻心汤是治疗寒热错杂之心下痞的主方，仲景同样以误下成因论述，此证主要是因寒热之邪痞塞中焦、脾胃升降失和所致。全方以半夏为君，力专消痞散结，又善降逆止呕，干姜温中散寒，黄芩、黄连泄热开痞，人参、大枣补脾益气，甘草补脾的同时调和寒热之药，方中药物辛开苦降，寒温并用，阴阳平调，寒热药物相伍，药性相合，确为治疗痞证的经典用方。

王金成等认为痞证病机核心是气机痞塞不通；从六经辨证角度提出"太阳痞、阳明痞、少阳痞"；认为气机运化功能正常与否，影响着脏腑的功能及其是否能够发挥正常；提出轻则"气痞"，重则"痞逆"。

邱明义认为首先"痞"要与"胀"相鉴别，临床上二者每每相兼为病，故治疗上常消痞与除胀同用；擅用经方加减化裁来治疗痞证，经方应灵活多变，方证结合；用半夏泻心汤加减治疗寒热错杂之痞证。

王凤云等认为痞证主要由于脾虚气滞、中焦气机升降失常引起，治疗应以疏理气机为主，注意脏腑之气升降。仲景所论半夏泻心汤是治疗寒热错杂之心下痞，因误下而导致寒热错杂于胸中，气机痞塞，主要症状为心下痞满，呕恶，肠鸣下利，舌红苔腻。

张志远应用半夏泻心汤调理寒热错杂之痞证，在原方基础上增加黄连用量，将作用点放在"呕""胀""泻"三个字上，打破了传统上用半夏泻心汤治疗"心下痞"的局限。

周勇等认为半夏泻心汤所治心下痞为“痰气痞”，病机在于素虚的脾胃经下后更虚，终至中焦气机失运，痰气交阻，形成心下痞。

何庆勇临床体会到半夏泻心汤的方证是：胃脘胀满，肠鸣下利，呕吐或呃逆，舌淡或红，苔白或黄，脉弦滑。其核心方证是：胃脘胀满，舌红苔白或舌淡苔黄（寒热错杂）。

关于半夏泻心汤的方证，当代伤寒大家聂惠民认为是心下痞满，呕逆，肠鸣下利，不欲食，舌苔厚腻而淡黄，脉沉弦。

当代经方大家黄煌认为半夏泻心汤证上呕、中痞、下肠鸣三症中，以痞为必见。

余天泰认为，方证是安全有效地使用该方药的证据。半夏泻心汤为最具代表性的寒热补泻同用之方，传统中医学将半夏泻心汤证的病机概括为寒热错杂，中虚热结。从现代医学的角度来看，此寒热错杂的病理基础是胃肠道功能的紊乱。故半夏泻心汤证如下：上腹部满闷不适，有轻度胀痛，但按之无抵抗感；恶心、呕吐、腹泻、肠鸣等胃肠道症状；烦躁、内热感，多梦或失眠；舌苔白腻或黄腻。

张福利等研究叶桂对于半夏泻心汤治疗心下痞证的变通，认为叶桂继承了张仲景半夏泻心汤组方立法，创新了方证理论，扩展了“苦辛开泄湿热法”并用于治疗湿热邪温病。因“苦寒能清热除湿”“辛通能开气宣浊”，所以此法有调节气机祛湿热的作用。

四、古今医家论述

半夏泻心汤为张仲景经典和解剂之一，历代医家颇为推崇，相关论述记载甚多。

（一）古代医家论述

1. 唐宋时期

各医家的论述主要集中在痞证的成因、半夏泻心汤的证候表现（以“痞满”为中心，多兼“呕吐”“肠鸣”“下利”等症）及其加减化裁方的应用等方面。

（1）王焘：又疗上焦虚寒，肠鸣下利，心下痞坚，半夏泻心汤方。（《外台秘要》）

（2）陈言：主要论述了半夏泻心汤加减化裁方，诸方或一二味药之差，或药量有异，虽辛开苦降、寒热并调之旨不变，但其主治却各有侧重。

（半夏泻心汤）治心下痞满而不痛者，半夏（汤洗七次，一两一钱）、黄芩、人参、甘草（炙）、干姜（炮，各两半）、黄连半两，剉散。每服五钱，水盏半，姜五片，枣一个，煎七分，去滓温服；或伤寒中风，医反下之，下利日数十行，谷不化，腹中鸣，心下痞硬，干呕心烦者，加甘草半两、人参一两，名甘草泻心汤；或汗出解后，胃中不和，心下痞硬，干噫食臭，胁下水鸣，下利者，加生姜一两，减干姜一两，余如正方，名生姜泻心汤。（《三因极一病证方论》）

（3）成无己：在《注解伤寒论》和《伤寒明理论》中均对半夏泻心汤进行了诠释，系少阳证误下之后成痞证，与半夏泻心汤通其痞。

伤寒五六日，邪在半表半里之时；呕而发热，邪在半表半里之证，是为柴胡证具。以他药下之，柴胡证不罢者，不为逆，却与柴胡汤则愈。若下后，邪气传里者，邪气在半表半里，则阴阳俱有邪。至于下后，邪气传里，亦有阴阳之异。若下后，阳邪传里者，则结于胸中为结胸，以胸中为阳受气之分，与大陷胸汤以下其结；阴邪传里者，则留于心下为痞，以心下为阴受气之分，与半夏泻心汤以通其痞。《经》曰：病发于阳而反下之，热入因作结胸；病发于阴而反下之，因作痞。此之谓也。（《注解伤寒论》）

并进一步分析了痞与结胸区别，以及各药物配伍意义。

凡陷胸汤，攻结也；泻心汤，攻痞也。气结而不散，壅而不通为结胸，陷胸汤为直达之剂；塞而不通，否而不分为痞（注释：痞者，否也。三国时期张揖《广雅》云："否，拘隔也。"此处"否"即闭塞不通之意），泻心汤为分解之剂。所以谓之泻心者，谓泻心下之邪也。痞与结胸有高下焉。结胸者，邪结在胸中，故治结胸曰陷胸汤。痞者，留邪在心下，故治痞曰泻心汤。黄连、黄芩苦寒，《内经》曰：苦先入心，以苦泻之。泻心者，必以苦为主，是以黄连为君，黄芩为臣，以降阳而升阴也。半夏味辛温，干姜味辛热。《内经》曰：辛走气，辛以散之。散痞者，必以辛为助，故以半夏、干姜为佐，以分阴而行阳也。甘草味甘平，大枣味甘温，人参味甘温。阴阳不交曰痞，上下不通为满。欲通上下，交阴阳，必和其中。所谓中者，脾胃是也，脾不足者，以甘补之，故用人参、甘草、大枣为使，以补脾而和中。中气得和，上下得通，阴阳得位，水升火降，则痞消热已，而大汗解矣。(《伤寒明理论》)

2. 明清时期

这是各医家对半夏泻心汤论述的一个高峰时期，他们在继承仲景等前人思想的基础之上，进一步对半夏泻心汤的病因病机、证候、方药分析等进行了阐述，并对其进行发展，衍生出许多化裁方及新的见解，进而扩大了半夏泻心汤所治的病种及证候范围，也为后世应用半夏泻心汤奠定了基石。

（1）汪琥、汪昂等从病机出发，基于药物四气五味理论，阐释了半夏泻心汤方中各药物组成及配伍意义。

汪琥:（半夏泻心汤）以黄连为君，苦入心以泄之；黄芩为臣，降阳而升阴也；半夏、干姜之辛温为使，辛能散其结也；人参、甘草、大枣之甘，以缓其中，而益肠胃之不足，使气得平，上下升降，阴阳得和，其邪之留结者，散而已矣。经曰：辛入肺而散气，苦入心以泄热，甘以缓之，三者是矣。(《伤寒论辨证广注》)

汪昂：苦先入心，泻心者，必以苦，故以黄连为君，黄芩为臣，以降阳而升阴也；辛走气，散痞者必以辛，故以半夏、干姜为佐，以分阴而行阳也；欲通上下交阴阳者，必和其中，故以人参、甘草、大枣为使，以补脾而和中。(《医方集解》)

（2）吴昆、方有执、张介宾等医家论述主要集中在痞证的多种成因及其主要临床表现，并对方中三部分药物组成进行分析，一是黄芩、黄连苦降泄热，二是干姜、半夏辛开散痞，三是人参、大枣、甘草甘补脾胃。后世医家对其进行总结，概括为寒热并用、辛苦同进、攻补兼施。

吴昆：痞塞于中，如天地不交而成否，故曰痞。泻心者，泻心下之邪也。姜、夏之辛，所以散痞气；芩、连之苦，所以泻痞热；已下之后，脾气必虚，人参、甘草、大枣，所以补脾之虚。(《医方考》)

方有执：痞则其变之轻者，以其轻而痞于心，故用半夏泻心汤。半夏、干姜辛以散虚满之痞；黄芩、黄连苦以泻心膈之热；人参、甘草甘以

益下后之虚；大枣甘温润以滋脾胃于健。曰泻心者，言满在心膈而不在胃也。(《伤寒论条辨》)

张介宾：呕而肠鸣，心下痞者，此方主之。此方辛入脾而散气，半夏、干姜之辛以散结；气苦入心而泄热，黄连、黄芩之苦以泄痞热；脾欲缓，急食甘以缓之，人参、甘草、大枣之甘以缓之也。(《景岳全书》)

尤怡：中气既痞，升降失常，于是阳独上逆而呕，阴独下走而肠鸣，是虽三焦俱病，而中气为上下之枢，故不必治其上下，而但治其中，黄连、黄芩苦以降阳，半夏、干姜辛以升阴，阴升阳降，痞将自解；人参、甘草则补养中气，以为交阴阳、通上下之用也。(《金匮要略心典》)

王晋三：方名半夏，非因呕也。病发于阴，而反下之，因作痞，是少阴表证误下之，寒反入里，阻君火之热化，结成无形气痞，按之自濡，用干姜开痞，芩、连泻热，未能治少阴之结，必以半夏启一阴之机，人参、甘草、大枣壮二阳生气，助半夏开辟阴寒，使其热化痞解。(《绛雪园古方选注》)

张秉成：治伤寒呕而发热者，柴胡汤证具，而以他药下之，若表邪内陷，胸满而不痛者，此为痞，此汤主之。夫痞之为病，皆由表邪乘虚陷里，与胸中素有之湿浊，交相互结所致。表证既无，不必复用表药；里气又虚，又不得不兼顾其里。然邪既互结于胸次，必郁而为热，所为痞坚之处，必有伏阳，故以芩、连之苦以降之，寒以清之。且二味之性皆燥，凡湿热为病者，皆可用之。但湿浊黏腻之气与外来之邪既相混合，又非苦降直泄之药所能去，故必以干姜之大辛大热以开散之，一开一降，一苦一辛。而以半夏通阴阳，行湿浊，散邪和胃，得建治痞之功。用甘草、人参、大枣者，病因里虚，又恐苦辛开泄之药过当，故当助其正气，协之使化耳。(《成方便读》)

(3)程应旄和柯琴在其著作中论述了小柴胡汤与半夏泻心汤临证病机的区别，此外，柯琴对半夏泻心汤君臣佐使配伍进行了阐述。

程应旄：中虚不能化气，则阴逆于下，阳格于上，此亦邪居半表里之间。变小柴胡汤为半夏泻心汤，彼和解于表里间，此和解于上下际。表里间俱属阳，上下际之下字，内兼有阴也。阴逆则阳郁，故去柴胡，加黄连以解阳邪，佐辛温以破阴逆也。(《医径句测》)

柯琴：盖泻心汤方，即小柴胡去柴胡加黄连干姜汤也。不往来寒热，是无半表症，故不用柴胡。痞因寒热之气互结而成，用黄连、干姜之大寒大热者，为之两解，且取其苦先入心，辛以散邪耳。此痞本于呕，故君以半夏。生姜能散水气，干姜善散寒气，凡呕后痞硬，是上焦津液已干，寒气留滞可知，故去生姜而倍干姜。痛本于心火内郁，故仍用黄芩佐黄连以泻心也。干姜助半夏之辛，黄芩协黄连之苦，痞硬自散，用参、甘、大枣者，调既伤之脾胃，且以壮少阳之枢也。《内经》曰：腰以上为阳。故三阳俱有心胸之病，仲景立泻心汤，以分治三阳。在太阳以生姜为君者，以未经误下而心下成痞，虽汗出表解，水气犹未散，故微寓解肌之义也。在阳明用甘草为君者，以两番妄下，胃中空虚，其痞益甚，故倍干姜以建中，而缓客邪之上逆，是亦从乎中治之法也。在少阳用半夏为君者，以误下而成痞，邪已去半表，则柴胡汤不中与之，又未全入里，则黄芩汤亦不中与之矣。未经下而胸胁苦满，是里之表症，用柴胡汤解表。心下满而胸胁不满，是里之半里症，故制此汤和里，稍变柴胡半表之治，推重少阳半里之意耳，名曰泻心，实以泻胆。(《伤寒附翼》)

（4）《古今名医方论》记载了王又原关于痞证的成因及其与结胸之区别的阐述，并论述了仲景五泻心汤异同。

病发于阴而反下之，因作痞，然亦有汗出解之后而痞者，亦有下后复汗而痞者，亦有不经汗下而痞者。大要结胸属实，痞属虚；结胸热入，痞无热入。药用苦以泻之、辛以散之是也。然仲景立五泻心汤，药有同异。其同者，黄连、干姜；若黄芩、大枣，则异而同也。其异者，人参、附子、大黄；若半夏、甘草、生姜，则同而异者也。试论之：伤寒五六日，柴胡证具，而以他药下之成痞，即用小柴胡汤，以干姜易生姜，以黄连易柴胡，彼以和表里，此以彻上下；而必推半夏为君者，痞从呕得来，半夏之辛以破结，主病之药故也，汗出解之后，已无伤寒矣。胃藏津液，发汗则津液亡，故胃中不和，姜、枣以和荣卫，以生散胃家升腾之气，乃治杂证之标的也。一属少阳，一属汗解，人参在所必用耳！若伤寒中风，正在太阳，无用人参之例，虽下而复下，为胃中虚，不可用也。但用甘草缓其下利之急速，和其客气之上逆，温其中气之不调，补其心烦之不安焉耳！

（5）吴鞠通沿用了《伤寒论》的体例，汲取了《伤寒论》的方药精华，结合温病的特征，推陈出新，衍生出诸多在临床中验之有效的方药，其中以半夏泻心汤的化裁尤具有代表性。半夏泻心汤的化裁方不仅用以治疗暑温、伏暑的湿热痞证，寒湿病中的寒湿阻遏中焦证，也用以治疗湿温病和湿热痢疾的里虚内陷、虚实错杂证。在病位上，以中焦为主，下焦和三焦均受为次。在病机上，以湿热内蕴中焦为主，兼见湿热恋于三焦和湿热下流大肠。在治法上，通过辛苦法调畅中焦，达到通畅上下气机的目的。在药物选用上，吴鞠通治疗中焦湿热，主要以黄连、黄芩为一组，随证加减，有痞证用半夏或枳实增强疗效，中焦脾胃虚弱加人参、干姜，气滞不畅则用厚朴、杏仁类开宣肺气；治疗寒湿则用通草给邪以出路；痢疾则入治痢止痢之品，如木香、金银花、山楂炭等。吴鞠通以证立法，方随法变，药随证变，化出诸多切合临床的新方，扩大了半夏泻心汤的主治范围。

（二）现代医家论述

半夏泻心汤寒温并用，攻补兼施，诸药相互为用，辛开苦降，清热燥湿，补中益气。现代医家在继承前人经验的基础之上，对半夏泻心汤的机制及临床拓展应用研究不断深入，充分发挥了传统经方的优势，逐步扩大了半夏泻心汤的主治范围，其中包括慢性胃炎、消化性溃疡、慢性胆囊炎等消化系统疾病，及慢性咳嗽、糖尿病胃肠自主神经病变、失眠、头面官窍、精神心理疾病等。

刘渡舟：在治疗慢性胃炎上，刘渡舟教授尊仲景，活用五泻心汤。他认为胃炎的中医治疗首当从脾胃不和入手，脾胃之气不和，升降之机乖戾，使气痞于心下而成心下痞。其对半夏泻心汤的配伍意义更有精辟论述，“半夏、干姜辛开而温，以散脾气之寒；黄芩、黄连苦泻而寒，以降胃气之热；人参、甘草、大枣甘温调补，和脾胃，补中气，以复中焦升降功能，此即辛开苦降甘调之法”。

黄煌：在方证认识上，黄煌教授认为，从“病”的角度看，半夏泻心汤是胃病的专方，古代以心下痞、呕而肠鸣为主治特征，现代主要用于上消化道的炎症、溃疡等。虽有报道用于其他系统的疾病，但一般都伴有上消化道症状。从“人”的角度看，半夏泻心汤证多见于体质较好的中青年人，其人唇舌红，多有睡眠障碍及腹泻倾向，舌苔多见黄腻，但脉象没有明显特征。此外，他将此方定位于胃肠炎症的消炎剂与胃肠功能紊乱的调节剂，把它看作是慢性浅表性胃炎、消化性溃疡的专方。他认为半夏泻心汤尤其适用于慢性浅表性胃炎见黏膜水肿、糜烂、有斑点状出血者，及消化性溃疡伴有幽门螺杆菌感染者，同时着重指出了患者多为中年男子并伴有睡眠障碍这一特点。

张志远：善于治疗慢性胃炎的国医大师张志远强调辨证论治，采用经方化裁和自创方剂结合，随证用药。针对寒热错杂证型，张老在半夏泻心汤基础上增加黄连用量，以之治疗慢性胃炎，症见消化不良、恶心呕吐、腹内胀满、口苦嘈杂。他打破了传统上用半夏泻心汤治疗“心下痞”的局限，将作用点放在“呕”“胀”“泻”三个字上。

卢世秀：卢教授认为半夏泻心汤一可升清降浊，调畅气机；二可健脾化湿，通畅三焦；三可调和寒热，攻补兼施。她认为半夏泻心汤的治疗重点在于调畅中焦气机，升清降浊，恢复三焦气化功能，故气机升降失调、三焦气化失常、痰瘀互结、湿热内蕴病症皆可选用。卢教授除应用此方治疗脾胃病外，还广泛应用此方治疗内科各种疾病，如胸痹、汗证、眩晕、消渴等。

李克绍：李老专列“胃肠病引起精神、神经症状的治法”，主张调胃肠以安心神。《胃肠病漫话》记载了这样一则医案：一位老年女性患者，春季发作失眠久治不愈。李老根据其“脉涩而不流利，舌苔黄厚黏腻”，考虑为湿热结滞，经过有针对性的问诊，了解到患者“胃脘痞闷，丝毫不愿进食，多日未大便，但腹部并不胀痛”，确定其病位在胃脘部。考虑此为“胃不和则卧不安”，要想安眠，先要和胃，处以半夏泻心汤加减。患者傍晚服药，当晚就能酣睡，满闷烦躁都大见好转。治愈一年后，失眠又发作过一次，同样伴随肠胃症状，这足以证明其失眠的根本原因在于肠胃不和。《素问·逆调论》中曾提出“胃不和则卧不安”，《素问·通评虚实论》也提出“头痛耳鸣，九窍不利，肠胃之所生也”。由此可见，头面官窍乃至精神心理疾病可以从阳明胃肠论治。

毛德西：毛德西教授对半夏泻心汤体验颇深，运用娴熟。他根据《伤寒论》有关条文，并结合诊治实践，总结出半夏泻心汤应用指征十六字：

胸脘痞满，纳呆气逆，苔腻舌红，脉象弦滑。具体症状为：上腹部不适，或痞满，隐痛，或呃逆，嗳气，或泛酸，烧心；舌苔腻，或白腻，或黄腻，舌质暗红；脉象弦滑，或有数象。常用于慢性胃炎、食管炎、胆汁反流性胃炎、慢性胆囊炎、慢性消化性溃疡、慢性结肠炎等。指出半夏泻心汤的作用机制在于寒热互用以除湿热，辛开苦降以序升降，补泻同施以扶正祛邪。

何庆勇：何庆勇认为临床应用半夏泻心汤有五点技巧，主要包括：①重视方证辨证，凡是见到胃脘胀满，肠鸣下利，呕吐或呃逆，舌淡或红，苔白或黄，脉弦滑的患者，不拘泥于西医的诊断，均可使用，其中以胃脘胀满兼见寒热错杂之象为必见症状；②中药剂量严格遵循经方比例，即清半夏：黄芩：干姜：人参：甘草：大枣：黄连等于3：3：3：3：3：3：1；③注重类方思想加减和古法加减，可仿甘草泻心汤、生姜泻心汤之意加减，亦可参照《备急千金要方》方后注进行加减；④临床上兼见其他症状，可酌情合用旋覆代赭汤、小陷胸汤等其他经方，以扩大临床治疗范围；⑤注重煎服法，强调去滓再煎，大枣要擘开，日三服。

第二节　半夏泻心汤及类方比较

五泻心汤：即半夏泻心汤、生姜泻心汤、甘草泻心汤、大黄黄连泻心汤、附子泻心汤，均源于张仲景《伤寒论》，列于“太阳病篇”，为表证误下，胃气受损，升降失常，寒热互结于胃脘所致的“心下痞”而设。五泻心汤均治胃中不和而出现的“心下痞”。痞，《释名》谓“气痞结也”，成无己注“否而不泰为痞”，乃升降失常，阴阳不调，寒热互结，虚实错杂，上下不能交泰而致。诸泻心方大多寒热并用，补泻兼施，有和解阴阳、调畅枢机之功。内有任一药以多用，有合数药于一功，错综变化，法度谨严。由于“痞”的程度和兼证不一，故仲景特设五个“泻心汤”以治之。

其中半夏泻心汤证、生姜泻心汤证及甘草泻心汤证在证候、病机、治法、方药组成方面同中有异。所同者，三者皆有脾胃不和、升降失司、寒热错杂、气机痞塞，而致心下痞、呕而肠鸣、下利之症。所异者，半夏泻心汤证以胃气上逆为主，故心下痞、呕逆较著；生姜泻心汤证因兼有水饮食滞，故以心下痞硬、干噫食臭为主；甘草泻心汤证，脾胃虚弱较甚，以下利日数十行谷不化、干呕、心烦不安为主。三者治法均以寒温并用、辛开苦降、和胃消痞为主，但半夏泻心汤为其代表方剂，生姜泻心汤重在宣散水气，甘草泻心汤则重在补中和胃。药理研究发现，半夏、甘草、生姜三泻心汤均能降低正常大鼠胃黏液含量，但三方相比并无明显差异。与胃黏液含量关联度最大的为苦寒之黄连，可以显著降低其含量，其次为辛温之半夏和甘味之大枣、甘草的交互项。由此可知药味之间存在复杂的交互作用。

总之，五泻心汤主证的共同点是“心下痞”，用芩、连以清热消痞，但因其“痞”的程度不同和兼证不一，用药也有不同。半夏泻心汤证系为柴胡汤证而反误下成痞，呕吐较甚，而以半夏为君，降逆止呕，开结消痞；生姜泻心汤证是胃虚、谷不消而干噫食臭，水不化而腹中雷鸣下利，故以生姜为君；甘草泻心汤证是因再次误下，胃气重虚，客气上逆，而用甘草为君，以资甘缓补中消痞；大黄黄连泻心汤证是热邪壅聚于胃，故用大黄以清热消病；附子泻心汤证是邪热有余，胃阳不足，用附子以扶阳消痞。

一、半夏泻心汤

半夏泻心汤，出自《伤寒论》，为和解剂，具有寒热平调、消痞散结之功效，主治寒热错杂之痞证。症见心下痞，但满而不痛，或呕吐，肠鸣下利，舌苔腻而微黄。基本病机为寒热错杂，中焦痞塞。临床常用于治疗急慢性胃肠炎、慢性结肠炎、慢性肝炎、早期肝硬化等属中气虚弱、寒热错杂者。

（一）半夏泻心汤汤方

半夏半升（洗） 黄芩 干姜 人参 甘草（炙）各三两 黄连一

两　大枣十二枚（擘）

上七味，以水一斗，煮取六升，去滓，再煎取三升，温服一升，日三服。

方义：半夏泻心汤由半夏、干姜、黄连、黄芩、人参、甘草、大枣七味药组成。以半夏为君，化痰和胃，降逆消痞，合干姜之辛温，温中散寒，消痞结；黄连、黄芩苦寒泄降，清热和胃，泄其满；佐以人参、甘草、大枣甘温调补，补脾胃之虚以复其升降之职。诸药相合，辛开苦降，寒温并用，阴阳并调，俾寒热去，脾胃健，中焦气机调畅，痞气自消。本方要求"去滓再煎"，意在使寒热药性和合，作用协调，并行不悖，而利于和解。

（二）《伤寒论》原文

伤寒五六日，呕而发热者，柴胡汤证具，而以他药下之，柴胡证仍在者，复与柴胡汤。此虽已下之，不为逆，必蒸蒸而振，却发热汗出而解。若心下满而硬痛者，此为结胸也，大陷胸汤主之。但满而不痛者，此为痞，柴胡不中与之，宜半夏泻心汤。（149）

解析：本条从少阳误下后的三种转归，以及与小柴胡汤证、结胸证对比的角度，论述痞证的辨治。伤寒五六日，出现"呕而发热"者，是外邪已入少阳，医者不识，以他药误下，可出现三种转归：其一，柴胡证仍在，说明未因误下而变生他证，故曰"此虽已下之，不为逆"，仍可与柴胡汤。服柴胡汤后，正气得药力之助而奋起抗邪，可出现"蒸蒸而振，却发热汗出而解"的战汗。其二，误下后邪热内陷，与水饮互结，则形成心下满而硬痛的大结胸证。其三，误下后损伤脾胃之气，邪气乘机内陷，致寒热错杂于中，脾胃升降失常，气机痞塞形成心下痞，治当辛开苦降，和胃消痞，宜半夏泻心汤。"但满而不痛"是痞证的辨证要点，由于本条之心下痞是由寒热之邪痞塞中焦、脾胃升降失和所致，故当兼见恶心、呕吐等胃气不降之证，及肠鸣、下利等脾气不升之证。《金匮要略·呕吐哕下利病脉证治第十七》谓："呕而肠鸣，心下痞者，半夏泻心汤主之。"是对本条痞证的补充。

（三）名家论述

1. 吴昆《医方考》

伤寒下之早，胸满而不痛者为痞，此方主之。伤寒自表入里……若不治其表，而用承气汤下之，则伤中气，而阴经之邪乘之矣。以既伤之中气而邪乘之，则不能升清降浊，痞塞于中，如天地不变而成否，故曰痞。泻心者，泻心下之邪也。姜、夏之辛，所以散痞气；芩、连之苦，所以泻痞热；已下之后，脾气必虚，人参、甘草、大枣，所以补脾之虚。

2. 赵以德《金匮玉函经二注》

自今观之，是证由阴阳不分，塞而不通，留结心下为痞，于是胃中空虚，客气上逆为呕，下走则为肠鸣，故用是汤分阴阳，水升火降，而留者去，虚者实。成注是方：连、芩之苦寒入心，以降阳而升阴也；半夏、干姜之辛热，以走气而分阴行阳也；甘草、参、枣之甘温，补中而交阴阳，通上下也。

3. 柯琴《伤寒来苏集》

伤寒五六日，未经下而胸胁苦满者，则柴胡汤解之；伤寒五六日，误下后，心下满而胸胁不满者，则去柴胡、生姜，加黄连、干姜以和之。此又治少阳半表半里之一法也。然倍半夏而去生姜，稍变柴胡半表之治，推重少阳半里之意耳。君火以明，相火以位，故仍名曰泻心，亦以佐柴胡之所不及。

4. 汪昂《医方集解》

苦先入心，泻心者，必以苦，故以黄连为君，黄芩为臣，以降阳而升阴也；辛走气，散痞者必以辛，故以半夏、干姜为佐，以分阴而行阳也；欲通上下交阴阳者，必和其中，故以人参、甘草、大枣为使，以补脾而和中。

5. 尤怡《金匮要略心典》

是虽三焦俱病，而中气为上下之枢，故不必治其上下，而但治其中。黄连、黄芩苦以降阳，半夏、干姜辛以升阴，阴升阳降，痞将自解；人参、甘草则补养中气，以为交阴阳、通上下之用也。

（四）现代应用

现代临床主要将半夏泻心汤应用于急性胃炎、幽门螺杆菌（Helicobacter pylori，Hp）相关性胃炎、胃窦炎、胆汁反流性胃炎、肠易激综合征、小儿暑泻、小儿消化不良、慢性胆囊炎、高血压、病毒性心肌炎、心律失常、妊娠恶阻、梅尼埃综合征、肾病综合征或肾功能衰竭等辨证属于中焦寒热错杂、升降失职者。药理研究发现，半夏泻心汤具有保护胃黏膜、调节胃肠运动、消炎、抗 Hp、调节 Cajal 间质细胞、调节免疫、抑制肿瘤细胞增殖等多方面的作用。

（五）医者辨析

陈广坤等认为半夏泻心汤中的“寒热错杂”，即上热下寒，且上热下寒以脾胃为中心，胃以上表现为热证，脾以下为寒证。胃痞本质是虚寒，实热为标。在临床上用半夏泻心汤治疗胃食管反流、胃溃疡、慢性胃炎、口腔溃疡等属于上热下寒者，效果甚佳。

王三虎认为半夏泻心汤方组方精简、配伍严谨，在应用半夏泻心汤时辨病辨证相结合，无论是胃痞病，还是虚劳，或是失眠，关键抓住其寒热并存、气机不利、虚实夹杂的病机。

魏玮应用半夏泻心汤治疗慢性萎缩性胃炎伴癌前病变，从中医基本病机出发，根据方证相应，以半夏泻心汤为基础方，根据临床常见的中医病机变化——郁、滞、瘀、虚、劳，进行个体化的加减用药，能明显减轻慢性萎缩性胃炎伴癌前病变的症状，甚至逆转病程。

吴金飞认为半夏泻心汤重用半夏，是治疗饮热互结，且饮重于热之候。半夏泻心汤之君药在半夏，其功在散饮。重用半夏，乃是求本而治。饮热互结是胸痹主要病机之一，而半夏泻心汤乃解饮热互结之专方，故而作者认为此方可用来治疗饮热互结之胸痹。

郭佳莹等从胃不和则卧不安角度研究分析，认为半夏泻心汤寒热并进、苦辛并用、补泻兼施而使气机调畅、阴阳调和，可以治疗胃纳不和、中焦气机失调而致的失眠。

邱裕莹等探析叶桂对于半夏泻心汤之变通，叶桂将半夏泻心汤用于治疗湿热阻滞的各类病证，主要取其苦辛通降、清利湿热的作用，也用该方调和肝胃。叶桂巧妙对半夏泻心汤加减化裁，运用于温热性温病、湿热性温病等多种内伤疾病的治疗。

魏仲南运用半夏泻心汤治疗郁证，认为郁证常化生痞证，其主要病机为气机郁滞，半夏泻心汤属和解剂，善调气机，解寒热，故用后常有良效。

林丹在临床上应用半夏泻心汤治疗隐性消渴病有很好的疗效，认为消渴病病位在心下脾胃，脾胃升降失调致机体出现水火失调，表现为寒热错杂之证。该方可调五脏功能，依据各脏腑精气之盛衰对其药量进行增减，最终达到调五脏之平衡的效果。

张丽芬等通过实验观察研究，认为半夏泻心汤治疗老年功能性消化不良的疗效及安全性均较好，其在改善胃肠道黏膜状态及胃肠道肌肉功能方面有较好的作用，且对胃肠道具有保护作用，胃肠综合功能状态得以改善，临床应用价值高。

王晞星认为放射性直肠炎的病机为寒热错杂，选用半夏泻心汤调和寒热，病机化解而病得除，临床效彰而医得誉。

卢世秀临床应用半夏泻心汤治疗内科杂病的经验，认为半夏泻心汤的治疗重点在于调畅中焦气机，升清降浊，恢复三焦气化功能，故气机升降失调、三焦气化失常、痰瘀互结、湿热内蕴之病症均可辨证应用。

花宝金在临床上应用半夏泻心汤治疗结肠癌，认为其主要病机为“脾虚”，遣方用药主张“以和为期”，扶正培本，半夏泻心汤为和解剂，用辛开苦降之法，临床加减应用可取得良好疗效。

黄亮通过临床疗效观察，认为对溃疡性结肠炎患者施以半夏泻心汤加减治疗，可有效提高其临床疗效，加快其临床症状缓解速度，有利于抑制其机体内炎症反应，提高其生活质量，且不良反应较少，安全可靠。

杨万江通过半夏泻心汤加减治疗脾虚胃热型慢性胃炎的疗效观察，认为半夏泻心汤对于脾虚胃热型慢性胃炎的治疗有明显作用，可促使症状明显缓解，疗效较好，值得推广。

殷贝等研究分析半夏泻心方在消化系统疾病中的应用及疗效机制，认为半夏泻心方临床主要用于消化系统疾病，也可广泛用于治疗其他系统疾病，只要病机相同，均可异病同治。

卢美璘等通过临床实验研究，认为半夏泻心汤对 Hp 有一定抑杀作用，不易导致 Hp 耐药性，不良反应少，在改善患者临床症状方面明显优于西医四联疗法，值得临床借鉴应用。

李立新应用半夏泻心汤治疗小儿胃咳，认为此病表现为肺胃同病，病机为本虚标实、肺胃气机紊乱，半夏泻心汤功在调理脾胃，不局限于消化系统病症，临床加减化裁效果确切。

赵长军通过分析研究，认为对难治性慢性胃炎即 Hp 相关性慢性胃炎，在常规西药治疗基础上联合加减半夏泻心汤分阶段治疗能够对病情有良好的控制效果，可保护胃黏膜，值得临床推广。

冯丽丽等通过文献研究半夏泻心汤在胃癌防治中的应用，认为半夏泻心汤寒热并用以和脾胃之阴阳，辛苦合用以复脾胃之升降，攻补兼施以调脾胃之虚实，配伍严谨，与胃癌发生的病机关键相吻合，可以用于防治胃癌前病变以及辅助胃癌的治疗。

二、大黄黄连泻心汤

大黄黄连泻心汤为《伤寒论》之经方，由大黄、黄连二味药物组成，是治疗痞证之热痞的代表方之一。

（一）大黄黄连泻心汤汤方

大黄二两　黄连一两

上二味，以麻沸汤二升渍之，须臾，绞去滓，分温再服。

注：《伤寒论》林亿按：大黄黄连泻心汤诸本皆二味，又后附子泻心汤，用大黄、黄连、黄芩、附子，恐是前方中亦有黄芩，后但加附子一味也。《活人书》本方有黄芩。

方义：大黄黄连泻心汤是治疗火热邪气聚结心下致痞的基本方。方中大黄泻热和胃，黄连泻心胃之火，苦则泻心消痞，寒则清泻邪热，二药合用，邪热得除，则痞闷自消。其基本病机为无形邪热痞塞心下。

（二）《伤寒论》原文

心下痞，按之濡，其脉关上浮者，大黄黄连泻心汤主之。（154）

解析：心下痞，心下即胃脘部，主要指脾胃；按之濡，是指有濡软之感。没有疼痛，胃脘堵闷不适，即无形之气壅滞，为气痞；关脉上浮，关脉候脾胃，浮脉主阳热，说明脾胃有热，无形之热邪壅滞，导致热痞，治疗用大黄黄连泻心汤。

伤寒大下后，复发汗，心下痞，恶寒者，表未解也，不可攻痞，当先解表，表解乃可攻痞，解表宜桂枝汤，攻痞宜大黄黄连泻心汤。（164）

解析：伤寒表证误下后，汗已出，此时心下堵闷，兼有恶寒表证，这是表证未解致热邪内陷，形成热痞兼表证。这时要先解表证，不可先除痞证，若先除痞证，容易使表邪内陷，因此，应当先解表，此时因汗已出，所以解表用桂枝汤，治疗痞证可用大黄黄连泻心汤。

（三）名家论述

1.《伤寒论集注》

大黄黄连泻心汤，大黄二两，黄连一两。上二味，以麻沸汤二升渍之，须臾，绞去滓，分温再服。大黄、黄连之苦寒，以导泻心下之虚热。但以麻沸汤渍服者，取其气薄而泄虚热。尤氏《潜居录》曰：成氏所谓虚热者，对燥屎言也。盖热邪与糟粕相结为实热，不与糟粕相结为虚热。本方用二黄而不用枳、朴等，盖以泄热，非以荡实也。

2. 王晋三《绛雪园古方选注》

痞有不因下而成者，君火亢盛，不得下交于阴而为痞，按之虚者，非有形之痞，独用苦寒，便可泄却。如大黄泻营分之热，黄连泄气分之热，且大黄有攻坚破结之能，其泄痞之功即寓于泻热之内，故以大黄名其汤。以麻沸汤渍其须臾，去滓，取其气，不取其味，治虚痞不伤正气也。

（四）现代应用

现代临床主要将大黄黄连泻心汤应用于急慢性胃肠炎、细菌性痢疾、胆囊炎、高血压、高脂血症、肺炎、急性支气管炎、肺性脑病，以及某些五官科疾患如口鼻生疮、针眼、眼痛、鼻衄、齿衄、唇肿、牙痛，辨证属于无形邪热壅聚者。药理研究发现，大黄黄连泻心汤具有抗缺氧、抗疲劳、抑菌、调节免疫功能、抗消化性溃疡、导泻等作用，还能抗血小板聚集、抗凝血、降血脂、降血压、解热。

（五）医者辨析

宫庆东等梳理大黄黄连泻心汤历史源流，发现大黄黄连泻心汤（在此认为由大黄、黄连、黄芩三位药物组成）被后世誉为“三黄泻心汤”，相传为商朝伊尹所创，后世又称其为“伊尹三黄泻心汤”。经过一系列梳理，发现伊尹《汤液经法》与仲景《伤寒论》一脉相承，是源与流、继承和发展的联系。

王明炯等认为大黄黄连泻心汤之中应无黄芩，《伤寒论》中的大黄黄连泻心汤和《金匮要略》中的泻心汤为两首不同的经方，二者主治病症及煎服法皆不同。

郑君芙通过实验研究，认为大黄黄连泻心汤治疗幽门螺杆菌阳性慢性胃炎疗效确切，具有临床应用价值。

全世建等通过实验研究认为大黄黄连泻心汤与二甲双胍作用相似，具有较好的改善胰岛素抵抗作用，为治疗消渴病提供了更多的治疗思路。

朱章志等基于网络药理学方法探讨大黄黄连泻心汤治疗 2 型糖尿病的作用机制，认为大黄黄连泻心汤治疗 2 型糖尿病是多成分、多靶点、多通路的复杂过程，主要通过参与氧化应激、细胞凋亡、蛋白结合、炎症反应等发挥治疗 2 型糖尿病的作用。

仝小林对大黄黄连泻心汤的临床应用，体现病、证、症三者结合的诊疗思路与现代药理学的成果相融合。不同疾病，若都出现上中焦火热壅盛之象，皆可采用大黄黄连泻心汤作为基础方，亦体现了“异病同治”的思想。

三、附子泻心汤

附子泻心汤出自《伤寒论》，别名泻心汤（《太平圣惠方》卷九），由大黄、黄连、黄芩、附子四味药物组成，具有泻热消痞、扶阳固表之功效，主治阳虚热结，心下痞闷，恶寒汗出，脉沉者（①《伤寒论》：伤寒心下痞，而复恶寒汗出者；②《简明医彀》：心下痞，恶寒汗出，有阳证仍在，又见脉沉，足冷身重；③《张氏医通》：寒热不和，胁下痞结；④《类聚方广义》：老人停食，瞀闷昏倒，不省人事，心下满，四肢厥冷，面无血色，额上冷汗，脉伏如绝，其状仿佛中风者，谓之食郁食厥），主要病机为无形邪热，痞塞心下，兼卫阳不足。

（一）附子泻心汤汤方

大黄二两　黄连一两　黄芩一两　附子一枚（炮　去皮　破　别煮取汁）

上四味，切三味，以麻沸汤二升渍之，须臾，绞去滓，纳附子汁，分温再服。

方义：本方即大黄黄连泻心汤加黄芩、附子而成，为寒温并用、补泻兼施之剂。方以芩、连、大黄苦寒，清泻阳明胃肠之热痞，附子辛热，扶阳固表以止汗，名附子泻心汤者，强调扶阳固表之重要耳。是以本方为治热痞兼表阳虚者。本方之煎服法为三黄以开水浸渍少顷取汁，取气之轻清以泻心消痞；而附子一味另煎取汁，取其辛热厚味以扶助阳气，再将两种药汁混合，分 2 次温服，其意深远。正如尤怡《伤寒贯珠集》所说：“方以麻沸汤渍寒药，别煮附子取汁，合和与服，则寒热异其气，生熟异其性，药虽同行而功则各奏，乃先圣之妙用也。”临床以大黄黄连汤证而见四肢厥冷、汗出恶寒为特征。《伤寒论方解》认为本方可用于老人饮食过多，猝然昏倒、心下满拒按、额上汗出、手足厥冷、脉浮之食厥。本方用法为先将三黄用开水浸渍取汁，附子另煎取汁，再混合温服。

（二）《伤寒论》原文

心下痞，而复恶寒汗出者，附子泻心汤主之。（155）

解析：本条承接 154 条言心下病，当为热病。复见恶寒汗出之症，若属太阳中风证，则必有发热、脉浮等表证，今不见发热，又不曰“表未解”，说明并非 164 条所论热痞兼表证。且从附子泻心汤看，为大黄黄连泻心汤加附子而成，以方测证，其恶寒汗出，当是表阳虚，卫外不固所致。本证寒热并见，虚实互呈，单与泻热消痞则阳虚难复，纯与扶阳固表则痞结难消，故治以附子泻心汤泻热消痞，兼以扶阳固表。

（三）名家论述

1. 王晋三《绛雪园古方选注》

用三黄彻三焦而泻热，即用附子彻上下以温经。三黄用麻沸汤渍，附子别煮汁，是取三黄之气轻，附子之力重，其义仍在乎救亡阳也。

2. 尤怡《伤寒贯珠集》

按此证，邪热有余而正阳不足，设治邪而遗正，则恶寒益甚，若补阳而遗热，则痞满愈增。此方寒热补泻并投互治，诚不得已之苦心，然使无法以制之，鲜不混而无功矣。方以麻沸汤渍寒药，别煮附子取汁，合和与服，则寒热异其气，生熟异其性，药虽同行，而功则各奏，乃先圣之妙用也。

3. 舒弛远《舒氏伤寒集注》

此汤治上热下寒之证，确乎有理。三黄略浸即绞去滓，但取轻清之气，以去上焦之热，附子煮取浓汁，以治下焦之寒，是上用凉而下用温，上行泻而下行补，泻其轻而补其重。制度之妙，全在神明运用之中，是必阳热结于上，阴寒结于下，用之乃为的对。若阴气上逆之痞证，不可用也。

（四）现代应用

1. 消化系统

凡热邪内结，而兼阳虚者，如上消化道出血、胃肠溃疡病、肠炎、慢性痢疾、复发性口腔溃疡、沙门菌感染症、习惯性便秘。

2. 循环系统

高血压、卒中。

3. 泌尿系统

慢性肾功衰竭、慢性肾炎、慢性肾盂肾炎、肾小动脉硬化症、多囊肾、痛风性肾病、狼疮性肾炎、氮质血症等。

4. 其他

血管神经性头痛、慢性胃炎、口腔溃疡、牙痛、肝性血卟啉病、齿衄、多发性毛囊炎等。

（五）医者辨析

于凯洋认为附子泻心汤为寒热并用、温阳利水之方，与肾阳虚型扩张型心肌病的治疗思路一致，运用附子泻心汤治疗肾阳虚型扩心病可以提高临床疗效，改善心功能，值得临床推广应用。

谢静等通过对附子泻心汤的临床疗效观察，发现其可应用于各种出现附子泻心汤证表现者，即上中焦出现热证，下焦出现虚寒证。可平复六腑实热，又能温补五脏之虚，有其独特的功效。

柴瑞霁在附子泻心汤的临床运用上有其独到之处，在于“方证对应”与“方机对应”的有机结合；在煎服法上也有其独到之处，提高了附子泻心汤的临床针对性。

陈明从五脏生克的角度对附子泻心汤进行了分析，认为五脏相生相克，相互影响，附子泻心汤证为心肾不交、火旺水寒所致，方中药物寒热并用，各行其道。

袁尊山从临床用药中总结附子泻心汤的应用经验：①附子泻心汤临床应用时应辨舌象以分析寒热虚实，以此分析用药规律；②其所治之病证，不可拘泥于心下痞证；③大黄虽下不猛，均软大便，绝无水泻无度而致虚脱之弊，且停药即止，勿须用止泻药，此谓“有病则病受之”；④凡用生大黄泻下，若便前有腹部轻度绞痛，或谓“肠痉挛”者，可酌加理气药，便可止痛。

四、生姜泻心汤

生姜泻心汤由生姜、炙甘草、人参、干姜、黄芩、半夏、黄连、大枣组成，功效为和胃消痞、散结除水。主治伤寒汗后，胃阳虚弱，水饮内停，心下痞硬，肠鸣下利；妊娠恶阻，噤口痢。其主要病机为寒热错杂，中焦痞塞，兼水饮食滞。生姜泻心汤治疗主症为心下痞硬，干噫食臭，胁下有水气，腹中雷鸣，下利。此方主要治疗胃虚不化，水气致痞。

（一）生姜泻心汤汤方

生姜四两（切） 甘草三两（炙） 人参三两 干姜一两 黄芩三两 半夏半升（洗） 黄连一两 大枣十二枚（擘）

上八味，以水一斗，煮取六升，去滓，再煎取三升，温服一升，日三服。生姜泻心汤，本云理中人参黄芩汤，去桂枝、术，加黄连并泻肝法。

方义：生姜泻心汤由半夏泻心汤减干姜二两，加生姜四两所组成。二方组方原则基本相同，皆属辛开苦降甘调之法。本方以生姜为主药，宣发胃阳，恢复胃腑消磨水谷功能，辛散水邪，降泄上逆浊阴，本品作用偏于胃脘，着重治疗干噫食臭；干姜温运脾阳，恢复脾的运化功能，本品作用偏于肠道，着重治疗下利；半夏助干姜运脾，使清阳上升，助生姜和胃，降泄浊阴；三药同用，上下兼顾而中焦得和。黄芩、黄连清解郁热，与干姜、半夏同用，能开寒热之互结；人参、甘草、大枣补虚培土，与芩、连、姜、夏同用，能呈补虚泻实之妙用，成为寒热共用、补泻同施的配方法度。甘草、大枣之甘，又可缓解胃肠挛急，腹中雷鸣下利，即肠道蠕动之征，不可不知。此方用黄芩、黄连清解气郁所化之热；干姜、半夏温开津液凝滞之湿，是调理津气；干姜、半夏温运中焦，恢复脾运，是调理功能；甘草、大枣甘能缓急，是解除肠道挛急。一方同时兼顾津气阻滞、功能障碍、肠道挛急三个方面，配伍颇为完善。本方与半夏泻心汤同，均取去滓再煎之法。

生姜泻心汤与半夏泻心汤异同点：二者均为中焦寒热错杂、脾胃升降失常、气机痞塞不通所致，均见痞满呕逆、下利等症状。所异者，本证兼有水饮食滞，在临床表现上，本证心下痞满而硬，此外还有肠鸣辘辘、胁下有水气、干噫食臭等症状。

（二）《伤寒论》原文

伤寒汗出，解之后，胃中不和，心下痞硬，干噫食臭，胁下有水气，腹中雷鸣，下利者，生姜泻心汤主之。（157）

解析：伤寒表证，通过发汗治疗，其表虽解，但“胃中不和”，究其原因，或因患者素体脾胃气弱，或是汗不如法损伤脾胃之气，以致邪气乘机内陷，寒热错杂于中，气机痞塞不通，脾胃升降失常，形成痞证。一般而言，心下痞应但满而不痛，按之柔软，此言“心下痞硬”，是谓按之心下有紧张感，说明本证除无形之气痞塞之外，还夹杂有水饮、食滞的有形之邪。然虽心下痞硬，却按之不痛，故仍属痞证而非结胸之证。“胁下有水气”，既言病机，提示本证有水饮内停中焦，又言症状，即胃脘两侧之胁下有水气相搏之辘辘作响；脾虚不运，胃气上逆，水食停滞于胃，故干噫食臭；水气流于胁下，或走于肠间，则肠鸣下利。治以生姜泻心汤和胃降逆，散水消痞。

（三）名家论述

1. 秦之桢《伤寒大白》

泻心汤五方，三方皆用干姜、半夏、黄连、黄芩，两热两寒，豁痰清热。此方因汗出表解，胃阳虚，不能敷布水饮，腹中雷鸣而下利，故用生姜佐干姜和胃阳，此以痰热方中化出逐寒饮之法。

2. 魏荔彤《伤寒论本义》

雷鸣下利，亦是中气运行不健之故，鸣则为虚，利则为实；痞硬少气为虚，干噫食臭为热。虚热二字，合成此证。此生姜泻心以苦治热，以甘补虚，以辛散痞，为对证之剂也。

3. 王晋三《绛雪园古方选注》

泻心汤有五，总不离乎开结、导热、益胃，然其或虚或实，有邪无邪，处方之变，则各有微妙。先就是方胃阳虚不能行津液而致痞者，惟生姜辛而气薄，能升胃之津液，故以名汤。干姜、半夏破阴以导阳，黄芩、黄连泻阳以交阴，人参、甘草益胃安中，培植水谷化生之主宰，仍以大枣佐生姜发生津液，不使其再化阴邪。通方破滞宣阳，是亦泻心之义也。

4.《医宗金鉴》

名生姜泻心汤者，其义重在散水气之痞也。生姜、半夏散胁下之水气，人参、大枣补中州之土虚，干姜、甘草以温里寒，黄芩、黄连以泻痞热。备乎虚、水、寒、热之治，胃中不和下利之痞，未有不愈者也。

（四）现代应用

生姜泻心汤现用于胃下垂、胃扩张、慢性胃炎等属胃阳虚弱、水饮内停者，其临床应用范围与半夏泻心汤相似。药理研究发现，生姜泻心汤通过前列腺素 E_2（PGE_2）调节胃液量及其成分，从而起到抗溃疡作用。

（五）医者辨析

仝小林认为生姜泻心汤以其“辛开苦降，寒热共投”的特点，既能显著改善胃动力，又能平稳降糖，再将“症–证–病”结合，灵活运用“辛开苦降”，对于糖尿病胃肠功能紊乱有显著的治疗效果。

贾立群等通过实验研究生姜泻心汤对荷瘤小鼠伊立替康所致化疗相关毒性的防治作用，认为生姜泻心汤可通过改善肠黏膜损伤程度、抑制炎症反应预防伊立替康所致迟发性腹泻，还可缓解化疗所致的中性粒细胞减少症。

郭绍举等通过观察生姜泻心汤治疗寒热错杂型功能性消化不良的临床疗效，认为与西药治疗比较，生姜泻心汤可更好地改善寒热错杂型功能性消化不良患者的临床症状，提高胃动力水平，疗效确切，值得在临床上推广。

周红三通过临床医案分析到，生姜泻心汤对于治疗小儿腹泻有较好的疗效。用生姜泻心汤治小儿腹泻证属寒热互结、中焦气机升降失司者，实为切中病机。若加减得当，能收到很好疗效。

刘雪梅通过临床病案的调查分析，认为生姜泻心汤对于急性胃肠炎的治疗效果很好。生姜泻心汤加味治疗先以升清降浊、协调阴阳为急，呕吐止；根据患者脏腑气血阴阳的盛衰予以善后调治；临床症状基本缓解时，仍需在善后剂中加少量清郁热之品，以防胃肠中残留之邪复来为害。邪热清则气机畅，阴阳调则脾胃和，其病则愈。

孟新刚经过临床调查分析，认为生姜泻心汤加减对治疗水热互结型泄泻有较好疗效。水热互结型泄泻的病机为脾胃气虚不运，水气不化走于肠间，与内陷之邪热互结于中焦，正与生姜泻心汤证的胃虚不化水气致痞一致。

欧阳博文等认为，凡病机为水饮结于胃肠、中焦虚弱、夹郁热在内的消化系统疾病，均可用生姜泻心汤。除此之外，要运用得当还需掌握其方义用量，根据临床需要可对药量做适当调整。

五、甘草泻心汤

甘草泻心汤出自《伤寒论》，具有益气和胃、消痞止呕之功效。主治伤寒痞证，胃气虚弱，腹中雷鸣，下利，水谷不化，心下痞硬而满，干呕，心烦不得安；狐惑病，主要病机为寒热错杂，中焦痞塞，脾胃虚甚。主症为心下痞硬而满，干呕，心烦不得安，谷不化，下利日数十行。此方主要用于治疗脾胃气虚，痞利俱甚。

（一）甘草泻心汤汤方

甘草四两（炙） 黄芩三两 干姜三两 半夏半升（洗） 大枣十二枚（擘） 黄连一两

上六味，以水一斗，煮取六升，去滓，再煎取三升，温服一升，日三服。

方义：甘草泻心汤即半夏泻心汤加重炙甘草用量而成。重用炙甘草，并以之名方，取其甘温补中，健脾和胃，为方中主药；佐人参、大枣，更增其补中之力；干姜、半夏温中散寒；黄芩、黄连清热消痞，合而使脾胃健而中州得复，阴阳调而升降协和，则痞利干呕诸症除。上方无人参，当属传抄脱漏。

（二）《伤寒论》原文

伤寒中风，医反下之，其人下利日数十行，谷不化，腹中雷鸣，心下痞硬而满，心烦不得安。医见心下痞，谓病不尽，复下之，其痞益甚。此非结热，但以胃中虚，客气上逆，故使硬也。甘草泻心汤主之。（158）

解析：伤寒或中风，为病在表，本当汗解，若用下法则误也，故曰"反"。下后损伤中气，外邪乘虚内陷，以致寒热错杂于中焦，脾胃气机升降失常，遂成痞证。脾胃气虚，运化失职，饮食不得腐熟而下注，故其人腹中雷鸣有声，下利日数十行而"谷不化"；胃虚气逆则干呕、心烦不得安。此为寒热错杂于中，脾胃虚弱较甚，水谷不化之证，治当用甘草泻心汤。如果医者见心下痞硬满，心下之实邪未尽，复以下之，以致脾胃之气更虚，中焦升降愈复逆乱，浊气因虚上逆更剧，故心下痞硬更加严重。"此非结热，但以胃中虚，客气上逆，故使硬也"，是自注之文，说明"其痞益甚"之因，其并非肠胃实热阻滞，而是脾胃气虚、虚气上逆所致。此时仍当用甘草泻心汤补中消痞止利。

（三）名家论述

1. 赵以德《金匮玉函经二注》

狐惑病谓蚀上下也，虫生于湿热败气瘀血之中，其来渐矣，遇极乃发，非若伤寒一日而暴病者也。病发默默欲眠，目不得闭，卧起欠安者，皆五脏久受湿热，伤其阴精，卫不内入，神不内宁故也。更不欲食，恶闻食臭者，仓廪之府伤也。其面乍赤乍黑乍白者，由五脏不足，更为衰旺，迭见其色也。其虫者，从湿热之极所发之处而蚀之，蚀上部者内损心肺，外伤咽喉。肺者气之主，咽喉声音之户，由是其声嗄矣。故用甘草泻心汤主之，治其湿热，分利其阴阳，而黄连非惟治心脾热也，而亦治虫。

2. 尤怡《金匮要略心典》

盖虽虫病，而能使人惑乱而狐疑，故名曰狐惑。徐氏（徐灵胎）曰，蚀于喉为惑，谓热淫与上，如惑乱之气感而生蜮；蚀于阴为狐，谓热淫于下，柔害而幽隐，如狐性之阴也，亦通。蚀于上部，即蚀于喉之谓，故声嗄；蚀于下部，即蚀于阴之谓，阴内属于肝，而咽门为肝胆之候（出《备急千金要方》），病自下而冲上，则咽干也。至生虫之由，则赵氏（赵以德）所谓湿热停久，蒸腐气血而成瘀浊，于是风化所腐而成虫者当矣。甘草泻心，不特使中气运而湿热自化，抑亦苦辛杂用，足胜杀虫之任。

3. 徐灵胎《伤寒约编》

书中详细对甘草泻心汤证进行了描述。“误下伤胃，逆气上攻，则湿热不化而下利清谷，日数十行，腹鸣痞硬，心烦而满，是为虚邪。故以甘枣缓中除逆，芩连姜夏化痞而软硬，洵为分理中州，洗涤湿热良法。”同时也对甘草泻心汤的方义做出了“君甘草者，一以泻心而除烦，一以补胃中空虚，缓客气上逆也。倍干姜散中宫下药之寒、行芩连之气，以消痞硬。半夏除呕。……病在胃而仍名泻心者，以心烦痞硬，病在上焦耳”的总体阐述。

4. 陶节庵《伤寒六书》

动气在上，下之则腹满、心痞、头眩者，宜甘草泻心汤。

5. 张璐《张氏医通》

头疼，心烦，呕而不食，手足温暖者，甘草泻心汤。

（四）现代应用

甘草泻心汤的临床应用范围也基本同于半夏泻心汤，但由于重用甘草补中，故其更适宜于脾胃虚弱者。本方适用于脾胃虚弱，中焦升降失司，气机痞塞而症见心下痞硬胀满、腹中雷鸣、下利至甚、水谷不化等表现的消化系统疾病，临床常用于急慢性胃肠炎症、白塞综合征等。

（五）医者辨析

陈太全等通过对临床病案的分析，认为甘草泻心汤在消化内科中临床运用需注意：①把握脉证，脉濡或软弱无力是其关键，结合症状特点多可辨证；②由于病情不同，临床使用时，常灵活化裁。

管剑龙等通过近10年对甘草泻心汤治疗白塞综合征的研究，认为此方中甘草作为主要药物，有较好的抗病毒作用，或为此方可治疗白塞综合征的主要机制之一。此外，其还认为只要符合脾胃气虚、阴火上炎这一基本病机的疾病，都可以采用甘草泻心汤治疗，体现“异病同治”理论的正确性。

王新志教授结合自己多年临床经验，强调宜从心脾论治舌痛，发挥甘草泻心汤的使用范围，不局限于消化、免疫系统疾病，以甘草泻心汤加减治疗灼口综合征。

孙译维等通过实验研究，认为甘草泻心汤与美沙拉嗪联合用药能有效减轻溃疡性结肠炎患者炎症反应，同时调节免疫功能，进而明显改善临床症状。

吕恩基等通过临床观察研究，认为甘草泻心汤对于治疗幽门螺杆菌相关性胃溃疡在临床症状改善、Hp 根除率及半年复发率、胃镜疗效及远期复发率等方面均疗效显著，且无明显毒副作用，体现了中医学的内在优势，值得深入研究进而推广应用。

李世杰通过经典理论与临床实践相结合，提出运用甘草泻心汤治疗癌因性疲乏。其认为癌因性疲乏的发病与脾肾密不可分，主张补中益气、健脾益肾，并在临床实践中取得了一定的效果。

宋文佳认为甘草泻心汤在对放化疗及靶向治疗增效减毒方面有较好的治疗效果。因此可运用本方治疗肿瘤及放化疗等相关并发症，充分发挥中医异病同治法特色和优势。

李平在临床上应用甘草泻心汤治疗糜烂型口腔扁平苔藓，其认为脾胃受损、中气不足、湿热上蒸是其核心病机，治疗上从调节中焦脾胃入手，法以补土伏火，将炙甘草改为生甘草，重用生甘草以增强泻火清热解毒之效，疗效颇佳。

郭佳裕等通过实验研究认为甘草泻心汤对于调节肠道菌群失调、增加益生菌、减少有害菌的疗效显著，其调节机制可能是通过促进肠道内分泌型免疫球蛋白 A（sIgA）的表达实现的。

陈曦通过对甘草泻心汤的调研分析，认为此方对治疗肠易激综合征重叠功能性消化不良有一定疗效，主要针对病机为“脾胃升降不和，客气上逆”之症，治疗效果明显。用于有腹泻表现的肠易激综合征合并功能性消化不良的治疗时，应在临床辨证的基础上有药物的加减。

李发枝对甘草泻心汤临床上的应用经验，采用辨病辨证相结合，并且结合患者体质因素，认为甘草泻心汤可辛开苦降、寒热平调，具有益气和中、清热燥湿之效，为治疗脾胃湿热之佳剂。同时建议合理调整饮食结构以调理脾胃。

王晓鸽等从“异病同治”的应用机制探讨甘草泻心汤的临床应用，认为狐惑病与心下痞属于两种不同的疾病，证候表现不同，但是二者有共同的病机，即脾胃气虚、阴火上炎这一基本病机，符合甘草泻心汤证的病机，因此皆可用此方来治疗。

马福祺等从火不暖土谈甘草泻心汤在临床的应用，认为心属火，脾属土，脾胃发挥正常的生理功能是靠心之君火为其提供能量，君火生土的平衡被打乱而导致的土寒不暖、君火旺盛即为泻心汤的病机表现，致使心火独盛于上，脾胃土寒于下，此即为上热下寒。火可生土，相反土的邪气、不和亦会逆扰于心。

宋文佳通过研究甘草泻心汤在肿瘤治疗中的应用，认为此方在治疗肿瘤方面：①可治疗胃肠道肿瘤术后的不良反应；②治疗化疗药物消化道不良反应。

第三节　单味药的药理作用

一、半夏

半夏为天南星科植物半夏的干燥块茎，别名虎掌、虎掌南星、狗爪半夏、滇半夏、独脚莲等。五月，半夏生，盖当夏之半也，故名半夏，其味辛，性温，归脾、胃、肺经。《神农本草经》将其列为下品，记载其“味苦温；主心痛，寒热结气，积聚伏梁，伤筋痿拘缓，利水道”。《图经本草》记载“半夏在处有之，以齐州者为佳。二月生苗一茎，茎端三叶，浅绿色，颇似竹叶，而生江南者似芍药叶，根下相重，上大下小，皮黄肉白”。其炮制品始载于《黄帝内经》（以下简称《内经》），是中药炮制中最早有文字记录的品种。《名医别录》记载半夏“主消心腹胸中膈痰热满结，咳嗽上气，心下急痛坚痞，时气呕逆，消痈肿，胎堕，治萎黄，悦泽面目。生令人吐，熟令人下"，内服可燥湿化痰、降逆止呕、消痞散结，外用亦可消肿止痛。不仅可治疗湿痰、寒痰、呕吐、心下痞等内科疾病，还可治疗瘿瘤、痈疽肿毒等外科疾病。半夏被列为有毒之中药，反乌头，恶皂荚。《本草纲目》记载："……不尔戟人喉。"说明半夏有较明显的毒性。清半夏的制法最早载于汉末张仲景的《金匮玉函经》："半夏不㕮咀，以汤洗十数度，令清水滑净，洗不熟有毒。"姜半夏是用姜制半夏的一种方法，始于南北朝，延用迄今，在晋朝《肘后备急方》中就有记载："中半夏毒，生姜解之。"陶弘景在《本草经集注》中指出："半夏有毒，有须生姜，此是取得所谓，以相制耳，不尔戟人喉。"古人将半夏与其他辅料发酵制曲后可以缓和半夏的毒性。《本草纲目》中记载半夏曲有化痰湿、消食滞之功，半夏经炮制后毒性降低。

（一）半夏现代药理研究

半夏含挥发油，少量烟碱、脂肪、淀粉，黏液质，β-氨基丁酸、γ-氨基丁酸、精氨酸、天冬氨酸、谷氨酸等氨基酸，L-麻黄碱（0.002%），β-谷甾醇及其葡萄糖苷，尿黑酸及其葡萄糖苷，三萜类化合物，以及水解后所得3,4-二羟基苯甲醛（原儿茶醛）、草酸钾和胆碱等，从半夏中分离出结晶性蛋白质-半夏蛋白Ⅰ，并认为其具有堕胎作用，是抑制早期妊娠的有效成分之一。此外，半夏含有K、Na、Ca、Mg、P、Al、Ba、Fe、Zn、Cu、Mn、Sr、Cr、V、Ni、Li、Pb、Ti等十八种微量元素。据报道，半夏中含极少量的鸟苷，并将其作复方中半夏的水溶性成分的一个检测指标。半夏炮制方法不同其药理作用也所差别，其药理研究如下：

1. 抗炎

半夏生物碱能下调炎症细胞中白细胞介素8（IL-8）、肿瘤坏死因子-α（TNF-α）、细胞间黏附分子1的释放，抑制IL-8、细胞间黏附分子1mRNA的表达，缓解IL-8和细胞间黏附分子1过表达而触发的中性粒细胞趋化作用，减缓中性粒细胞聚集。半夏蛋白亦可降低IL-8和细胞间黏附分子1的表达，有助于缓解IL-8和细胞间黏附分子1引起的中性粒细胞趋化作用。

2. 抗肿瘤

半夏炮制品的甲醇提取物对肿瘤细胞有一定的抑制作用，以姜浸半夏抗肿瘤细胞生长作用最强；姜浸半夏、姜煮半夏、矾半夏、姜矾半夏的总生物碱对肿瘤细胞生长有抑制作用，以矾半夏中的总生物碱作用最强。

3. 止咳化痰、平喘

研究表明，半夏总有机酸含量与止咳作用存在明显的正相关。半夏的炮制品中，京半夏、清半夏、姜半夏、法半夏止咳作用均大于生半夏，其中京半夏的止咳作用最强。半夏生品、新老法制品粉末混悬液灌胃，对小鼠氨熏所致的咳嗽有不同程度的抑制作用；掌叶半夏水剂口服有祛痰作用。复方半夏水提取物可使组胺和乙酰胆碱所致豚鼠哮喘的引喘潜伏期延长。

4. 抗心律失常

半夏对氯化钡诱发大鼠心律失常具有明显的对抗作用。掌叶半夏生物碱氯仿部分对抗乌头碱和氯仿所致的小鼠实验性心律失常有较为显著的作用，并可延长心肌细胞动作电位的有效不应期。

5. 抗衰老

半夏多糖具有一定的体外抗氧化活性，对自由基 O_2– 和 DPPH 均有清除作用，实验证明半夏可使小鼠脑组织中丙二醛（MDA）的含量明显降低，超氧化物歧化酶（SOD）活性增高，具有提高衰老小鼠学习和记忆能力的功效。

6. 生殖毒性

古人曰“半夏动胎”，半夏蛋白具有抗早孕活性。实验发现，对早孕小鼠皮下注射 250μg 半夏蛋白，其抑孕率为 50%；对兔子宫内注射 500μg 半夏蛋白，其胚泡抗着床率为 100%。

7. 止吐

半夏能激活迷走神经传出活动而具有镇吐作用，能拮抗皮下注射盐酸去水吗啡犬的呕吐而不受川乌的影响。半夏生物碱是半夏止吐的主要有效成分，可阻断回肠上的 5–HT_3 受体与 NK_1 受体，抑制肠管收缩张力，对于防止化疗性恶心呕吐有一定的作用。

8. 抗惊厥

研究发现，掌叶半夏超临界 CO_2 乙醇萃取物（SEE–CO_2PP）可降低青霉素诱发惊厥的发作强度，延长潜伏期。可能的机制为 SEE–CO_2PP 能够延长痫性放电的潜伏期，减少痫性放电的频率，减小皮质和海马发放痫波的最高波幅，同时 SEE–CO_2PP 可以增加海马 γ－氨基丁酸（GABA）的水平，对甘氨酸（Gly）、天冬氨酸（Asp）和谷氨酸（Glu）水平无明显影响，表明掌叶半夏超临界 CO_2 乙醇萃取物可对抗青霉素诱发的惊厥行为和痫样放电，具有抗惊厥作用。

9. 其他作用

半夏所含葡萄糖醛酸的衍化物对士的宁、乙酰胆碱等有解毒作用；半夏具有抗溃疡、镇痛、抗血栓、降血脂、抗真菌、降低眼内压等作用。

（二）半夏治疗慢性胃炎临床及药理研究

在慢性胃炎的治疗上，半夏可抑制胃液分泌和胃蛋白酶活性，降低胃液总酸度和游离酸度，对急性黏膜损伤有保护和促进修复作用。研究表明，给大鼠用生半夏、姜半夏粉混悬液 0.5g 生药 /kg 灌胃，其中生半夏显著提高 pH 值，降低胃蛋白酶活性、胃液前列腺素 E_2（PGE_2）含量，改善胃黏膜损伤的程度。用姜煮液炮制的半夏可对抗生半夏的上述作用，而姜矾炮制的半夏能显著促进胃液的分泌，也能对抗生半夏的上述作用。当剂量为 1g 生药 /kg 时，也能产生类似的胃分泌功能。半夏还具有促进胃排空的作用，研究显示，小鼠用生半夏粉混悬液 2g 生药 /kg 灌胃或腹腔注射，均能促进小鼠胃排空。此外，姜半夏在体外对 Hp 有不同程度的抑杀作用。目前，临床所用的矾制半夏的优点在于安全平稳，无不良反应，有燥湿祛痰的功能，可在祛痰湿诸方中作主药使用。其弊端为降逆止呕和消痞散结的作用都降低或消除。

二、黄连

黄连为毛茛科植物黄连、三角叶黄连或云连的干燥根茎，又名川连、川黄连等，属于清热类药物，最早见于《神农本草经》，被列为上品。《本草纲目》记载其可“泻肝火，去心窍恶血，止惊悸”。《名医别录》记载其“微寒，无毒。主治五藏冷热，久下泄澼、脓血，止消渴、大惊，除水，利骨，调胃，厚肠，益胆，治口疮”。《本草衍义》记载“今人多用治痢，盖执以苦燥之义。下痢但见肠虚渗泄，微似有血便，即用之，更不知止。又罔顾寒热多少，但以尽剂为度，由是多致危困。若气实初病，热多血痢，服之便止，仍不必尽剂也。或虚而冷，则不须服。余如《经》”。其味苦性寒，归心、脾、胃、胆、大肠经，炮制品有黄连片、酒黄连、姜黄连、萸黄连等，主要功能为清热、燥湿、泻火、解毒。黄连片用于湿热、呕吐吞酸、高热神昏、心烦不寐、心火亢盛，血热、目赤、消渴、牙痛，外治湿疹、湿疮、耳道流脓；酒黄连善清上焦火热，用于目赤、口疮；姜黄连清胃和胃止呕，用于寒热互结、湿热中阻、痞满呕吐；萸黄连舒肝和胃止呕。

（一）黄连现代药理研究

黄连中含有生物碱、木脂素、香豆素、黄酮、萜类、甾体、有机酸等多种化学成分，具有广泛的药理学活性。其药理研究如下：

1. 抗菌作用

黄连具有广谱抗菌活性，对金黄色葡萄球菌、肺炎双球菌等革兰阳性菌和大肠杆菌、幽门螺杆菌、结核杆菌、肺炎克雷伯氏菌等革兰阴性菌，以及红色毛藓菌、白色念珠菌等真菌敏感。研究显示，黄连可破坏细菌细胞膜及细胞壁的完整性，通过结合菌体基因组 DNA 而影响蛋白质的合成。

2. 抗炎、解热作用

黄连素即小檗碱，对急、慢性炎症均有抑制作用。如小檗碱对二甲苯引起的胶性足跖肿胀、耳肿胀、醋酸所致小鼠腹腔毛细血管通透性增加以及慢性棉球肉芽肿均有明显的抑制作用。小檗碱抗炎作用与其抑制炎症过程的某些环节有关，如黄连和小檗碱在体内外均能增强白细胞的吞噬功能。小檗碱可明显降低炎症组织中中性粒细胞中磷脂酶 A_2（PLA_2）的活性以及 PGE_2 的含量，减少炎性介质的生成。黄连可通过抑制中枢发热介质的生成或释放产生解热作用，如解热黄连注射液对实验性发热有明显的解热作用，并且能降低脑脊液中 cAMP 含量。

3. 抗肿瘤作用

黄连抗鼻咽癌细胞的作用主要与其细胞毒作用有关，而盐酸小檗碱抗胃癌的作用与促进癌细胞分化有关。黄连中小檗碱抗癌作用的分子机制主要包括：阻滞细胞周期、抑制相关蛋白和酶的活性、调节信号通路、诱导细胞线粒体膜电位、降低 IL–6 水平、下调癌基因表达等方面。黄连小檗碱还可增强顺铂对肿瘤细胞毒性的作用，为联合用药提供参考。

4. 抗氧化作用

自由基是一种化学性质活泼且具有破坏性的未配对电子基团，参与很多机体内的生命活动，包括神经传导、细胞增殖、分化、凋亡、肌肉收缩等。而活性氧自由基对人体的损害实际上就是一种氧化过程。据目前研究结果可知，自由基引起的氧化损伤与人体的许多疾病如心脑血管疾病、糖尿病、高血压、冠心病及衰老等密切相关。因此，抵抗自由基诱导的机体损伤，可以预防疾病的发生。黄连的提取物多糖、多酚、小檗碱、黄酮类等成分具有抵抗活性氧对正常细胞损伤的作用，有一定程度的抗氧化活性。

5. 降血糖作用

研究表明，黄连可以抑制线粒体激活环磷酸腺苷（AMP）活化蛋白激酶，从而可以降低血糖浓度的作用，还可通过抑制肝脏将非糖物质转化为葡萄糖或糖原，减少糖类物质的产生，同时促进其消化吸收，提高脂肪细胞活性，有效降低血糖浓度。研究结果显示，小檗碱不仅可以促进胰岛 β 细胞的修复和再生，还可活化肝脏和肌肉细胞内胰岛素受体基因的表达，使胰岛素的敏感性增加。另外还可提高糖尿病大鼠血清和肠道内胰高糖素样肽 –1 水平、血清胰岛素及胰岛 β 细胞的数量，从而间接降低血糖浓度。

6. 镇静催眠作用

黄连具有中枢抑制作用。黄连碱、小檗碱均为季铵类生物碱，不易透过血脑屏障因而中枢抑制作用较弱；而四氢黄连碱、四氢小檗碱等叔胺类生物碱则因其易透过血脑屏障而使中枢抑制作用增强。

7. 抗凝作用

实验证实小檗碱可以抑制 4 种血小板聚集诱导剂［ADP、花生四烯酸（AA）、胶原及钙离子］载体诱导的家兔血小板聚集和 ATP 释放，其中对胶原诱发的聚集及释放的抑制作用最强，可促使血小板聚集团块的溶解。小檗碱可抑制 AA 代谢过程中的环加氧酶活性，抑制血栓素 A（TXA_2）和前列环素 I_2（PGI_2）的合成，因此对动脉血栓的治疗具有非常重要的临床意义。

8. 其他作用

黄连及其制剂还广泛应用于肝病、胃炎、动脉粥样硬化、心律失常、血小板聚集、溃疡、精神分裂症、皮肤损伤等疾病的治疗。

（二）黄连治疗慢性胃炎临床及药理研究

黄连素，又称盐酸小檗碱，是从黄连中提取的一种天然的异喹啉类生物碱，其药理作用十分广泛，已有研究证明黄连素对多个系统的疾病有治疗作用。且黄连作为一种传统中药，具有广谱的抗菌活性，分布广，价格低廉，不良反应小，临床上被广泛应用。田华等制备 Hp 相关性胃炎大鼠模型 48 只，并随机分成正常组、正常 + 黄连素组、模型组和模型 + 黄连素组，每组 12 只。干预 8 周后，采用 ELISA 法检测胃黏膜组织白细胞介素 6（IL–6）、IL–10、TNF–α 的含量，Western Blot 法检测 IL–10、IL–1β、胞外信号调节激酶（ERK1/2）的蛋白含量。实验研究结果发现，黄连素可明显减少 Hp 相关胃炎大鼠的促炎细胞因子（如 TNF–α、IL–1β、IL–6 等）的表达，增加抗炎细胞因子（IL–10）的表达，从而恢复致炎因子和抗炎因子之间的平衡，抑制 Hp 引起的炎症反应对胃黏膜的损伤，起到保护胃黏膜的作用。

三、黄芩

黄芩，始载于《神农本草经》，别名山茶根、土金茶根，为唇形科植物黄芩 *Scutellaria baicalensis* Georgi 的干燥根，中国北方多数省区都可种植。《本经逢原》上记载“苦寒，无毒。中空者为枯芩入肺，细实者为子芩入大肠，并煮熟酒炒用”，其以根入药，味苦，性寒，归肺、胆、脾、胃、大肠、小肠经。《本草纲目》记载其可“治风热湿热头疼，奔豚热痛，火咳肺痿喉腥，诸失血”。《名医别录》记载其“疗痰热胃中热，小腹绞痛，消谷，利小肠，女子血闭，淋露下血，小儿腹痛”。可见其具有清热燥湿、泻火解毒、止血、安胎等功效。

（一）黄芩现代药理研究

现代药理研究发现黄酮及其苷类是黄芩的主要药效物质基础，目前从黄芩属药材中已发现40余种黄酮类化合物，其中黄酮及黄酮醇类有黄芩苷、黄芩素、汉黄芩苷、汉黄芩素等。黄芩的炮制品主要有酒黄芩、炒黄芩、黄芩炭等，研究发现，黄芩的不同炮制品中，其黄酮苷类成分含量有所降低而黄酮类苷元成分含量增高，物质基础的改变对黄芩及其炮制品的各类药理作用产生了一定影响。黄芩属植物中含有多种倍半萜木脂素苷类及二萜类化合物，从黄芩属植物中分离得到的二萜类多为新克罗烷型双环二萜类化合物。黄芩中还含有多种微量元素，这些微量元素不仅自身具有生理活性，还能与药材中所含的有机分子形成配合物以发挥药效。黄芩的现代药理研究如下：

1. 抗菌作用

黄芩及其有效成分可通过抑制ATP合成酶、微生物被膜的形成及抑制某些蛋白的表达，起到抑制细菌、真菌、衣原体生长的作用。黄芩素对大肠杆菌、固着微球菌、人型葡萄球菌等细菌及白色念珠菌等真菌有一定的抑制作用；黄芩苷则对幽门螺杆菌、金黄色葡萄球菌、酵母型真菌、肺炎衣原体等有一定的抑制作用。此外，黄芩具有抗病毒作用，研究显示，黄芩苷可升高呼吸道合胞病毒（RSV）感染大鼠体内Ⅰ型干扰素，降低IL–6和IL–12的水平，进而达到抗RSV感染的功效。黄芩苷还可抑制肠道病毒EV71感染早期EV71/3DmRNA和聚合酶的表达，从而发挥抗病毒的作用。

2. 抗炎、解热作用

黄芩可减少炎症细胞的浸润，发挥抗炎的作用。研究显示，黄芩苷可抑制核转录因子–κB（NF–κB）和p38的磷酸化及mRNA的表达，降低TNF–α、IL–β和IL–6的表达。黄芩苷和黄芩素能够通过干扰花生四烯酸的代谢通路、抑制多种细胞炎性因子的活性等产生解热抗炎作用。黄芩苷可能通过减少TNF–α含量和抑制下丘脑中*N*–甲基–*N*–天冬氨酸受体依赖羟基旁路而发挥解热作用。

3. 抗肿瘤作用

黄芩苷、黄芩素、汉黄芩苷及汉黄芩素等成分具有抗肿瘤作用。黄芩苷可通过诱导肿瘤细胞凋亡，抑制大鼠胰岛细胞瘤细胞增殖；黄芩素可抑制新生血管形成从而抗肿瘤；汉黄芩苷能通过诱导肿瘤细胞凋亡从而抑制恶性胶质瘤的生长；汉黄芩素能上调自然杀伤细胞的表达，以抑制胃癌 MKN45 细胞，还可下调瘤体端粒酶基因表达，从而抑制人卵巢癌细胞株 SKOV3 裸鼠移植瘤生长。

4. 抗氧化作用

黄芩苷可清除自由基、超氧阴离子等氧自由基，抑制黄嘌呤氧化酶活性，是良好的抗氧化剂。研究显示，黄芩苷不仅可提高细胞及动物模型抗氧化能力，上调核因子红细胞 2 相关因子 2（Nrf2）蛋白的表达，还可提高 N2a/APPswe 细胞的抗氧化能力并促进 Nrf2 的核转位。

5. 调节免疫作用

黄芩中的有效成分具有免疫抑制和免疫增强的双向调节作用，有望用于治疗多种过敏性疾病。

6. 保护心脑血管作用

黄芩苷可改善多种原因导致的心脏、大脑及全身组织发生的缺血性或出血性疾病。黄芩苷可下调心室肌细胞 β1 肾上腺素受体（β-AR）/ 蛋白激酶 A（PKA）/ 钙调素蛋白激酶Ⅱ（CaMK Ⅱ）信号通路表达，促进心室重构，改善心功能。还可下调 caspase-3 表达，上调热休克蛋白 70（HSP70）表达，阻止细胞凋亡、减少自由基损伤，进而改善脑损伤。还可抑制 ROS 和过量自噬的产生，保护胚胎心血管发育。

7. 其他作用

改善肝损伤、抗肝纤维化、抗溃疡活性、抗缺血再灌注损伤、治疗和预防糖尿病、保护神经元等作用。

（二）黄芩治疗慢性胃炎临床及药理研究

田华等从抑制慢性炎症反应的角度研究黄芩素对慢性萎缩性胃炎大鼠胃黏膜的保护机制。将 SD 大鼠随机分为空白对照组，模型对照组，维酶素阳性对照组，黄芩素高、中、低剂量干预组，除空白对照组外，各组均进行萎缩性胃炎造模。造模28周后开始灌胃给药干预，连续干预10周后，采用ELISA法检测IL-8含量，免疫组化法检测HSP70、NF-κB和环氧合酶-2（COX-2）的蛋白表达。实验结果显示，黄芩素高、中剂量组的大鼠体征情况与空白对照组相似；黄芩素高、中剂量组能显著降低慢性萎缩性胃炎大鼠的IL-8、NF-κB和COX-2含量，提高HSP70含量。此研究结果表明，黄芩素可通过降低慢性萎缩性胃炎大鼠的IL-8、NF-κB和COX-2含量，阻断慢性炎症对胃黏膜长期、反复的损伤，并通过提高HSP70含量以使胃黏膜的抗炎性损害的能力得到增强，从而起到预防、治疗慢性萎缩性胃炎的作用，这种作用与黄芩素剂量有一定关系。

王成喜等观察黄芪和黄芩联合埃索美拉唑治疗幽门螺杆菌相关性慢性胃炎的临床疗效，实验纳入80例幽门螺杆菌相关性慢性胃炎患者，随机分为治疗组和对照组各40例，治疗组予黄芩、黄芪颗粒剂、埃索美拉唑口服，对照组则予常规三联治疗（阿莫西林、克拉霉素、埃索美拉唑）。实验结果显示，治疗组患者症状均有明显改善，治疗后临床症状积分下降显著（$P < 0.01$），对照组患者胃脘疼痛、大便溏稀、烧心泛酸、口苦口臭改善明显（$P < 0.01$），其他症状无明显改善；治疗组的Hp根除率为87.5%，对照组Hp的根除率则为85.0%，两组比较差异无统计学意义；治疗期间，对照组极少数出现轻微恶心，治疗组极少数出现大便变稀；两组停药后复查血、尿、粪常规及肝、肾功能均正常。此研究表明，黄芪和黄芩联合埃索美拉唑治疗幽门螺杆菌相关性慢性胃炎的临床疗效显著，且有一定根除Hp的作用。

四、人参

人参为五加科植物人参*Panax ginseng* C.A. Mey的干燥根，人参的别称为黄参、地精、神草、百草之王，是“东北三宝”之一，主要产于我国吉林的长白山等地区。其味甘、微苦，性微温，归脾、肺、心经，《药性论》记载其“主五脏气不足，五劳七伤，虚损瘦弱，吐逆不下食，止霍乱烦闷呕哕，补五脏六腑，保中守神”“消胸中痰，主肺痿吐脓及痫疾，冷气逆上，伤寒不下食，患人虚而多梦纷纭，加而用之”，《神农本草经》记载“人参，味甘微寒，主补五脏，安精神，定魂魄，止惊悸，除邪气，明目，开心益智。久服，轻身延年。一名人衔，一名鬼盖。生山谷”。可见人参具有大补元气、补脾益肺、复脉固脱、生津止渴、安神益智的功效。人参对多种疾病具有防治效果，对人体有滋补强壮作用。

（一）人参现代药理研究

人参含有的化学成分有人参皂苷、人参多糖、挥发油（萜类、醇类、脂肪酸类等）、酶类、甾醇及其苷、多肽类、含氮化合物、木质素、黄酮类、维生素类、无机元素等成分。其中主要有效成分为人参皂苷和人参多糖，人参皂苷类分为齐墩果酸（OA）类、原人参二醇（PPD）类、原人参三醇（PPT）类；人参含38.3%的水溶性多糖和7.8%～10.0%的碱性多糖，其中80%左右为人参淀粉，20%为人参果胶，有少量糖蛋白，主要由半乳糖醛酸、半乳糖、葡萄糖、阿拉伯糖残基组成，也有少量鼠李糖及未知的戊糖衍生物。人参药理研究如下：

1.对中枢神经系统的作用

人参具有增强记忆力、保护神经细胞、镇静催眠等作用。人参的化学成分人参皂苷、低聚糖和糖蛋白具有增强记忆力的作用，其中人参皂苷能促进小鼠大脑海马区锥体细胞的增殖，人参低聚糖能够使小鼠海马区锥体细胞排列紧密有致，人参皂苷与低聚糖均能上调 CDK_5、MAP_2、GAP-43、NF-κB、p65以及Tau蛋白在海马区的表达，而糖蛋白也具有增强小鼠的学习和记忆功能的作用。人参皂苷和糖蛋白可以保护神经细胞，人参皂苷 Rb_1 和Re均能降低淀粉样蛋白（A）氧化损伤造成的细胞死亡率，在一定程度上能降低Aβ诱导的氧化损伤；人参糖蛋白还具有阻止A引起的神经细胞凋亡，保护神经细胞免受氧化损伤，人参糖蛋白能使小鼠的活动减弱，缩短阈下剂量注射戊巴比妥钠的小鼠睡眠潜伏期，使睡眠时间延长，发挥其镇静、安眠的作用。适量使用人参挥发油亦可以镇静催眠，剂量过大时则会麻痹神经。

2.对循环系统的作用

人参皂苷可以调控心律失常、抑制血管细胞凋亡、改善心肌缺血和舒张血管。研究显示，人参皂苷 Rg_1 能有效抑制急性心肌梗死大鼠的心室重构，保护心功能，人参皂苷 Rg_2 可改善心功能不全的血流动力学状态，具有一定的强心作用，可以抑制内皮细胞凋亡；人参总皂苷可改善心肌梗死后心功能及血流动力学指标，缩小模型大鼠心肌梗死区域，降低纤维化程度，改善心肌结构；复方人参挥发油气雾剂可以明显改善缺血性心肌损伤，还具有抑制血小板凝集、降低血液黏度、防止血栓形成的作用。

3. 抗肿瘤作用

研究显示，人参皂苷 Rg_1 还可上调 H22 荷瘤小鼠血清中 TNF-α、干扰素 γ（IFN-γ）和白细胞介素 2（IL-2）的表达水平，促进肿瘤细胞凋亡和坏死；人参皂苷 Rg_2 可遏制癌细胞的增殖与生长，促进其分化或凋亡；人参皂苷 Rg_3 能够通过干预各种信号通路进而影响各种蛋白的表达，还可阻止肿瘤血管的合成从而阻止肿瘤组织的扩散；人参皂苷 Rg_5 可以促进肿瘤组织细胞凋亡，可明显抑制人食管癌的恶化。此外，人参中的其他成分如人参多糖可提高机体的免疫力，间接抑制肿瘤细胞生长，还可以直接杀伤肿瘤组织。

4. 免疫作用

人参皂苷能调节机体的免疫系统，增强免疫力。人参皂苷 Rb_1 可以减少 IL-17^+T 细胞的百分比，增加 Treg 细胞和 Th2 细胞含量，从而减少 R_{97-116} 的抗体（IgG_1 和 IgG_{2a}）的含量，改善大鼠的重症肌无力；人参皂苷 Rh_2 的衍生物能够促进 TNF-γ 的分泌和淋巴细胞的增殖；人参皂苷 Rg_1 可下调Ⅲ型前列腺炎模型大鼠血清中 IL-8、TGF-β、IL-4、TNF-α 水平，从而降低大鼠的免疫反应，还可促进血清剥夺诱导的 Raw264.7 巨噬细胞自噬，发挥抗凋亡的保护作用，还能激活 T 细胞，维持 Th1/Th2 的平衡，改善系统性红斑狼疮患者的免疫功能。人参多糖可以促进活化受体的表达来激活 NK92-MI 细胞，提高细胞的杀伤功能。实验结果显示，人参多糖能够使环磷酰胺造成免疫抑制效果减弱甚至产生相反的结果。人参精氨酸双糖苷在免疫抑制模型中可上调治疗组小鼠的体重及免疫器官指数，促进血清中的 IL-2 和 IgG 的表达，升高脾脏淋巴细胞的增殖指数及 CD3、CD4、CD8 的含量，从而提高小鼠的免疫功能。

5. 抗衰老作用

人参在《神农本草经》中被列为“上品”，其多种化学成分能够起到抗氧化、抗衰老作用。人参皂苷 Rg_1 可降低氧化应激水平及干预下游 p53 ～ p21 信号通路，阻止小鼠因衰老造成的海马区损伤；人参花寡糖具有增强多种相关酶的抗氧化能力，降低机体损伤；人参花多糖可以使体外的多种自由基得到清除，亦可起到抗衰老的作用。

6. 其他作用

人参具有调节内分泌、降血糖、抗应激反应、抗溶血作用。

（二）人参治疗慢性胃炎临床及药理研究

张世洋等通过实验研究人参配伍白术前后皂苷成分变化及治疗慢性萎缩性胃炎的疗效。实验采用 HPLC 法测定人参配伍白术前后皂苷化学成分的变化，将大鼠随机分为空白组、模型组、配伍前皂苷组和配伍后皂苷组，用主动免疫法建立慢性萎缩性胃炎模型。治疗后观察各组胃黏膜组织病理学及超微结构改变。实验结果显示，与模型组相比，配伍前皂苷 60.3mg/kg 组及配伍后皂苷 132.6mg/kg 组胃组织病理评分均显著降低；电镜下观察显示，模型组大鼠胃黏膜出现皱襞隆起，胃小凹变形，小凹壁上皮细胞萎缩等，各给药组与模型组相比较，胃小凹形状大小趋向规则，配伍后皂苷组萎缩程度轻于配伍前皂苷组。此实验结果显示，人参皂苷可有效治疗慢性萎缩性胃炎大鼠胃黏膜损伤，配伍白术后可产生新成分，皂苷总量增加，疗效更优。另一实验结果显示，人参、白术有效组分群能改善慢性萎缩性胃炎大鼠胃组织病理形态；增加大鼠肠道、口腔菌群多样性及丰富度（$P < 0.05$）；减少肠道、口腔中致病菌群（普雷沃氏菌科 UCG–003、梭杆菌属）的数目（$P < 0.05$），其中，大鼠病理学评分与其口腔、肠道菌群的丰度、多样性以及门、属水平上的差异菌具有相关性（$P < 0.05$）。此研究表明，人参有效组分群可显著改善大鼠胃黏膜萎缩程度及炎症水平，对慢性萎缩性胃炎具有缓解作用，并在一定程度上逆转口腔、肠道菌群下降的丰度和多样性，减少肠道、口腔中致病菌。此外，赵唯含等发现在慢性萎缩性胃炎发生发展过程中，人参皂苷 Rg_1 对 Hedgehog 信号通路关键因子均有一定的激活作用，人参皂苷 Rg_1 主要作用

于 Hedgehog 通路的上游关键因子，通过干预 Hedgehog 信号通路，起到改善慢性萎缩性胃炎大鼠胃黏膜病变的作用。

五、干姜

干姜为姜科植物姜的干燥根茎，主产四川、贵州等地，冬季采挖，除去须根和泥沙，趁鲜切片晒干或干燥者称为“干姜片”，又称白姜、均姜、干生姜，味辛，性热，归脾、胃、心、肺、肾经。《本草纲目拾遗》中根据姜本身的品质，把四川干姜叫作“川姜”，且有“出川中，屈曲如枯枝，味最辛辣，绝不类姜形，亦可入食料”之说。此外，李时珍也有“干姜以母姜造之”之说。有一些地方用鲜姜侧畔的老种姜（母姜）作为干姜，但由于其产量特别少，此外还含有大量纤维素，所以母姜并不是现在干姜的主要来源。调查显示，在姜的主产区四川，干姜和生姜是两种栽培品种，不仅品质不同，而且栽培方法也有不同，干姜在冬至降霜前采挖根茎，去掉茎叶和须根，洗净晒干或微火烤干。《本草纲目》中记载“干姜，能引血药入血分、气药入气分。又能去恶养新，有阳生阴长之意，故血虚者用之。凡人吐血、衄血、下血，有阴无阳者，亦宜用之，乃热因热用，从治之法也”。《神农本草经》记载“主胸满咳逆上气，温中，止血，出汗，逐风湿痹，肠僻下痢，生者尤良”。可见干姜具有温中散寒、回阳通脉、温肺化饮的功效。

（一）干姜现代药理研究

干姜主要含有挥发油类成分，挥发油的主要成分为萜类物质，如单萜类的 α- 派烯、莰烯，倍半萜类的 α- 姜烯、金合欢烯等，内用止泻、祛风、解热、健胃，对于坏血病等有一定效果，外用治疗风湿及肌肉绞痛等。因为姜中含有许多辣味物质，故而姜具有辣味，而这些物质统称为姜辣素。干姜中的姜辣素类成分复杂，这些辣味成分有一个共同点，均含有 3- 甲氧基 -4- 羟基苯基官能团，但官能团所连接的脂肪链不同，据此可以将这些辣味成分分为姜酚、姜烯酚、副姜油酮、姜油酮、姜二酮、姜二醇共 6 类。姜辣素除了能够保肝利胆、止呕、健胃，还具有抗胃溃疡、抗凝血及抗肿瘤等功效。酮类物质也是姜的主要成分，此类物质有明显的药用保健功能，能抗溃疡、抗菌抗炎、抗氧化性、抗衰老、降血脂、治疗心脑血管疾病等，另外该类化合物作为天然抗氧化剂，具有良好的发展前景。干姜中还含有氨基酸以及铁、锌、钠等微量元素。现代药理学研究表明，干姜水提物、醚提物具有多种药理作用：

1. 抗肿瘤作用

干姜提取物可抑制通过促细胞分裂剂刀豆球蛋白 α 作用诱导的增殖。干姜提取物对机体免疫功能具有双相调节作用，单层细胞的 IL–1、IL–3、IL–6 和粒细胞 – 巨噬细胞集落刺激因子（GM–CSF）在低浓度干姜提取物的存在下显著增多，而更高的浓度却无此增强作用。

2. 抗炎、镇痛作用

现代实验研究表明，干姜油可降低实验动物发热体温，作用能持续 4h 以上。干姜的挥发油与姜辣素类是干姜解热作用的主要成分。干姜的镇痛抗炎成分主要是脂溶性姜酚类化合物及未知的水溶性成分。研究表明，干姜醇提物可改善醋酸所致小鼠扭体反应的疼痛及二甲苯所致小鼠耳壳肿胀的程度。

3. 对消化系统的作用

干姜具有保护胃黏膜、抗溃疡以及保肝利胆的作用。干姜醚提物能对抗水浸应激性、吲哚美辛加乙醇性、盐酸性和结扎幽门性胃溃疡的形成，还可对抗蓖麻油引起的腹泻。水提物能对抗结扎幽门性溃疡形成，对抗番泻叶引起的腹泻。研究发现，干姜醇提取物能够下调实验小鼠的溃疡指数，保护已损伤的胃黏膜，另有实验表明，干姜醇提物可明显促进胆汁的分泌。干姜含芳香性挥发油，对消化道有轻度刺激作用，可促进肠张力、节律及蠕动，从而改善消化功能。

4. 抗氧化作用

实验研究发现干姜中主要起抗氧化作用的成分是姜酮、姜酚、姜脑等化合物。这些化合物可以清除 DPPH 自由基实验和 AAPH 诱导的微粒体抗氧化实验，实验结果发现，二苯基庚烷类化合物及姜辣素类化合物都有很好的抗氧化活性，此类化合物的脂肪链可以阻断并清除自由基，尤其对 AAPH 诱导的微粒体抗氧化活性作用明显。

5. 改善心血管系统的作用

干姜擦剂中的挥发油和辛辣成分能够改善局部血液循环，利于手足皲裂的愈合，还发现干姜的挥发油成分可抗血栓以及抑制血小板聚集，其水提物也可产生类似功效。另有研究显示干姜水煎液对急性心肌缺血大鼠 Ang Ⅱ、TNF-α、MDA、NO 均有一定调控作用，表示干姜可以改善心功能，缓解急性心肌缺血缺氧状态，发挥“回阳通脉”功效。

6. 抗缺氧作用

研究表明干姜醚提物具有抗缺氧作用，其机制可能是通过减慢机体耗氧速度产生的，柠檬醛是其抗缺氧的主要有效成分之一。研究表明，干姜能够抑制细胞乳酸脱氢酶（LDH）的释放，从而减轻心肌细胞缺氧缺糖性损伤。

7. 其他作用

干姜还具有抗菌、止呕、抗晕动病、增强免疫及抗血小板凝聚作用。

（二）干姜治疗慢性胃炎临床及药理研究

王婷婷等以乙醇建立大鼠胃黏膜损伤模型，观察干姜汁组、空白组、模型组的大鼠胃黏膜损伤程度并计算胃黏膜损伤指数。实验结果发现干姜汁组大鼠胃黏膜损伤指数明显下降；与空白组相比，干姜汁组大鼠血浆中 IL-8、TNF-α 的含量下降，6- 酮 - 前列腺素 $F_1α$（6-keto-$PGF_1α$）的含量升高。由此可知，干姜能抑制胃黏膜的损伤，其作用机制与调控抑制促炎因子 IL-8、TNF-α 的释放和提高血液中 6-keto-$PGF_1α$ 的含量避免胃黏膜的损伤有关。

六、甘草

甘草，又名国老、甜草、乌拉尔甘草、甜根子，为豆科甘草属多年生草本，根与根状茎粗壮，是一种补益中草药，其性甘，味平，归脾、胃、肺经。《神农本草经》记载其“主五脏六腑寒热邪气，坚筋骨，长肌肉，倍力，金疮尰，解毒”;《药性论》记载其“主腹中冷痛，治惊痫，除腹胀满；补益五脏；制诸药毒；养肾气内伤，令人阴（不）痿；主妇人血沥腰痛；虚而多热，加而用之”;《日华子本草》载其可“安魂定魄。补五劳七伤，一切虚损、惊悸、烦闷、健忘。通九窍，利百脉，益精养气，壮筋骨，解冷热”。可见甘草具有补脾益气、清热解毒、祛痰止咳、缓急止痛、调和诸药等功效。

（一）甘草现代药理研究

甘草含有多种化学成分，主要成分有甘草酸、甘草苷等。目前，已从不同甘草中分离出400多个化合物，包括甘草甜素、甘草次酸、甘草苷、异甘草苷、新甘草苷、新异甘草苷、甘草素、异甘草素以及甘草西定、甘草醇、异甘草醇、7- 甲基香豆精、伞形花内酯等，但这些成分和数量通常会随甘草的种类、种植区域、采收时间等因素的不同而异。现代药理学研究发现，这些化合物具有保肝、抗炎、抗菌、抗病毒、抗氧化、抗癌、免疫调节、降糖、抗肥胖、解毒和抗溃疡等多种生物活性：

1. 抗炎与抗病毒作用

中医长期以来将甘草应用到呼吸系统感染、肝炎、口腔溃疡等诸多细菌感染或病毒感染疾病的治疗中，并发挥了较大的功效，这表明，甘草具有良好的抗菌和抗病毒活性。其抗炎机制与抑制前列腺素等介质的作用有关，主要是通过选择性地抑制与花生四烯酸发生级联反应的代谢酶——磷脂酶 A_2 和脂加氧酶的活力，使得前列腺素 E_2、白三烯等炎性介质无法产生，还可选择性地抑制补体系统的激活途径，直接发挥抗炎作用。甘草对多种病毒均有明显抑制作用，研究显示，甘草酸能抑制病毒复制，阻止病毒的吸附，降低病毒的穿透功能，在针对艾滋病毒、乙型肝炎病毒、SARS病毒等研究中取得了较好的效果。甘草多糖不仅可直接杀灭病毒，而且可阻止病毒的吸附与进入细胞，抑制细胞感染病毒，对体外、体内的病毒均有抑制作用。

2. 抗肿瘤作用

甘草可抑制核苷酸还原酶和降低 DNA 合成限速酶的活性，阻止肿瘤细胞由 DNA 合成前期向 DNA 合成期过渡，从而诱导癌细胞分化，降低癌细胞增殖。研究表明，甘草黄酮可促使巨噬细胞产生细胞毒因子，诱导对肿瘤细胞的杀伤作用。另有研究表明，甘草的提取物可明显抑制乳腺癌、埃列希腹水肿瘤、欧利希肿瘤、子宫内膜癌等多种实体瘤的生长和细胞的增殖。不仅如此，研究还发现，甘草提取物对肺癌的转移也具有显著的抑制作用。目前临床上常将甘草与顺铂联合应用，用于肿瘤患者的治疗，甘草的加入不仅能够降低顺铂诱导的氧化应激，从而显著降低化疗治疗的不良反应，而且能够增强顺铂化疗治疗的效果。

3. 抗氧化作用

国内学者在研究甘草的超声醇提取物对油脂氧化反应时发现，甘草醇提取物对油脂具有抗氧化作用，在甘草醇提取物浓度为 0.15% 时，其抗氧化活性最强，甚至超过了维生素 C。

4. 调节免疫作用

甘草多糖类是主要由葡萄糖及葡萄糖醛酸组成的有机大分子多糖，研究表明甘草多糖可促进免疫细胞的增殖，提高 NK 细胞的活性。

5. 其他药理作用

除上述作用外，甘草还具有增强记忆力、保护神经、降糖、降胆固醇等药理作用。研究表明，甘草水提取物能够有效降低乙酰胆碱酯酶的活性，进而增强学习能力和记忆能力。另有研究显示，甘草的乙醇提取物能够有效预防和抵抗 H_2O_2 诱导的白细胞 DNA 损伤和 PC12 细胞的程序性凋亡，发挥保护神经的作用。研究还显示，甘草可以降低血糖和胆固醇的浓度，可预防糖尿病血管并发症、内皮功能紊乱，缓解高胆固醇血症。

（二）甘草治疗慢性胃炎临床及药理研究

郑君等通过实验研究甘草总黄酮抑制慢性萎缩性胃炎大鼠胃黏膜腺体萎缩的作用机制，并评估甘草总黄酮治疗慢性萎缩性胃炎的治疗作用。实验采用去氧胆酸钠溶液自由饮用，同时配合酒精灌服刺激的多因素方法诱导萎缩性胃炎大鼠模型，造模成功后将大鼠随机分为模型对照组，维酶素对照组，甘草总黄酮高、低剂量组。连续灌胃给药 30 天后，使用 HE 染色观察大鼠胃组织病理学变化，并测定大鼠胃液分泌量，ELISA 法检测胃蛋白酶活性及血清中 GAS、IL–1β、IL–6 水平。实验结果显示，与模型对照组对比，甘草总黄酮给药 30 天后，甘草总黄酮高、低剂量组大鼠胃液分泌量、胃蛋白酶活性以及血清 GAS 明显升高（$P < 0.05$），胃黏膜萎缩率、

胃组织病理评分、血清 IL-1β、IL-6 水平则明显降低（$P < 0.05$）。此研究表明，甘草总黄酮可有效抑制慢性萎缩性胃炎大鼠胃黏膜损伤，通过调节胃液、胃蛋白酶活性、血清 GAS、IL-1β 以及 IL-6 的水平，减轻胃黏膜的炎症程度，并增加胃黏膜的防御屏障功能，促进胃黏膜上皮细胞的更新和修复，从而对慢性萎缩性胃炎起到治疗作用。

七、大枣

大枣，气平，味甘、无毒，主心腹邪气，安中，养脾气、平胃气、通九窍，助十二经，补少气少津液、身中不足、大惊四肢重，和百药，久服轻身延年。大枣气平，禀天秋收之金气，入手太阴肺经，味甘无毒，得地中正之土味；入足太阴脾经，气味升多于降，阳也；心腹者，太阴经行之地也，邪之所凑，其气必虚，阴阳形气不足者，宜调以甘药，大枣味甘，可以调不足，故主心腹邪气；外为阳、内为阴，阴和则中安，甘平益阴，所以安中；脾者阴气之原也，胃者阳气之原也，甘平益阴，故养脾气，阴和则阳平，故平胃气；中气不足，则九窍不通，甘能满中，中气足，九窍通也。十二经者，三阴三阳也，脾胃者，阴阳之原也，大枣养脾气、平胃气，则十二经无不助矣。肺主气而生津液，气平益肺，所以主少气少津液也；肺主一身之气，脾统一身之血，甘平益脾肺，身中气血和，自无不足之症矣，血气足则神安，所以定大惊；脾主四肢，味甘益脾，脾气充，四肢自轻，甘平解毒，故和百药；肺气充，脾血足，所以轻身延年也。

（一）大枣现代药理研究

大枣中的化学成分丰富，目前发现的化合物多达 90 余种。近年来，对大枣化学成分的研究主要集中在生物碱、皂苷、黄酮、有机酸及糖苷类等成分。大枣含有丰富的糖类成分，其中还原糖占总糖的 70.8% ～ 95.0%。主要成分有鼠李糖、阿拉伯糖、木糖、甘露糖、葡萄糖和半乳糖。大枣药理活性广泛，在增强免疫力、抗肿瘤、抗氧化、改善心血管系统、造血等方面有明显作用。其药理作用如下：

1. 抗氧化作用

大枣粗多糖对于自由基清除有明显作用，对于各种自由基的抑制能力大小为羟基自由基＞ H_2O_2 ＞超氧阴离子。研究发现，在断奶仔猪日粮中添加大枣多糖能够显著提高断奶仔猪血液中红细胞和白细胞数量，同时白蛋白、血红蛋白等含量都有提高，总抗氧化能力增强。此外，大枣发酵液具有提高小鼠抗缺氧应激的能力，大枣发酵液高、低剂量组小鼠均较对照组小鼠耐缺氧时间显著延长。

2. 抗肿瘤作用

对荷瘤 BALB/c 裸鼠注射不同剂量大枣多糖注射液，发现大枣多糖对 S-180 瘤细胞具有一定的杀伤作用，且呈剂量依赖性。另有研究发现，大枣多糖有抗肿瘤作用，同时可以引起宫颈癌细胞的凋亡以及诱导白血病 T 细胞凋亡；通过 MTT 比色法，证实大枣多糖对肿瘤细胞的增殖有抑制作用；分析 DNA 片段，证明了大枣提取物可以诱导肿瘤细胞凋亡。

3. 对免疫系统作用

大枣中多糖含量较高，可有效提高机体免疫力，免疫增强作用明显。研究发现，大枣能有效地促进小鼠脾细胞组织结构和免疫功能的改善。大枣多糖能增强小鼠腹腔巨噬细胞的吞噬功能以及小鼠红细胞免疫功能，并对环磷酰胺所致的免疫抑制具有明显的拮抗作用。水煎大枣能够促进呼吸道黏膜免疫分子 sIgA 的分泌，增强黏膜免疫的功能。

4. 对血糖、血脂的作用

罗依扎·瓦哈甫等报道了大枣多糖对正常小鼠糖耐量有改善作用。实验发现大枣汁对高脂血症小鼠的病症有显著的改善作用，对喂食高脂饲料的高血脂小鼠使用了水提 20% 大枣汁之后，对于高脂饮食诱导的体重、血清总胆固醇、血清甘油三酯、血清低密度蛋白升高有明显的降低作用，高密度脂蛋白有升高作用，说明大枣汁有一定的降血脂作用。

5. 抗抑郁、抗疲劳作用

实验发现，大枣具有抗疲劳作用，大枣汁低剂量组、中剂量组、高剂量组小鼠负重游泳时间延长，游泳后肝糖原含量明显增加；高剂量组小鼠游泳后血尿素氮（BUN）含量明显降低。实验表明大枣提取物中可能同时存在具有磷酸二酯酶抑制作用的物质，能够在 6 ～ 12h 内抑制磷酸二酯酶的活性，增加 cAMP 的浓度，这是大枣提取物抗抑郁的作用机制之一。

6. 改善肠道功能作用

大枣多糖可以使肠道蠕动时间明显缩短，令盲肠中的短链脂肪酸含量提高，使 *B–D–* 葡萄糖苷酶、*B–D–* 葡萄糖醛酸酶、黏蛋白酶活性下降，同时还抑制了粪便中的脲酶活性。大枣水溶性多糖在适当剂量下可以减少肠道黏膜接触有害物质的机会，使肠道环境得到有效的改善。

7. 造血功能

大枣具有显著的补血生气活性，水提取物灌胃，浓度 0.02 mL/g 时，能够明显改善气血双虚模型小鼠症状。其机制是通过升高血清粒细胞 – 巨噬细胞集落刺激因子水平，使气血双虚小鼠出现兴奋免疫和促进骨髓造血的药理作用。

（二）大枣治疗慢性胃炎临床及药理研究

研究表明，大枣多糖对 DPPH 自由基、ABTS 自由基、羟基自由基的半抑制浓度 IC_{50} 分别为 0.9mg/mL、2.8mg/mL、1.1mg/mL；总还原力为 1.0 时，对应的 VC 和大枣多糖浓度分别为 0.08mg/mL 和 2.95mg/mL，大枣多糖的抗氧化活性呈浓度依赖性。高剂量的大枣多糖能够显著降低细胞中炎症因子如 COX–2、TNF–α、IL–1β 和 IL–6 的含量。由此表明，大枣多糖可通过抗氧化、抗炎作用治疗胃部炎症。

第四节　临床应用

一、消化系统疾病

（一）慢性胃炎

慢性胃炎指不同病因引起的胃黏膜慢性炎症或萎缩性病变，部分患者固有腺体受到损伤出现萎缩或消失，伴有肠化生或癌变的可能。目前西医对慢性胃炎的治疗主要采取抑酸护胃、调节胃动力及抗 Hp 等方式，缺乏有效逆转性治疗方法。目前研究表明中医药对逆转肠化生、延缓胃癌癌前病变（PLGC）进展有一定的作用，中西药结合治疗慢性胃炎已广泛应用于临床。目前多将慢性胃炎归属于“胃脘痛”“痞满”“嘈杂”“反酸”等病证范畴，病机多认为与脾失运化、胃失和降相关，因此采用具有辛开、苦降及甘补作用的半夏泻心汤治疗慢性胃炎疗效显著，通过文献检索半夏泻心汤加减治疗慢性胃炎的临床及实验研究都有一定的进展。

宋竹寅等使用半夏泻心汤治疗慢性胃炎患者 60 例，分为对照组及试验组，对照组口服常规西药治疗，试验组口服半夏泻心汤，结果试验组的总有效率为 93.33%，优于对照组的 76.67%，且两组总有效率比较差异有统计学意义（$P < 0.05$）。张红艳将 106 例慢性胃炎患者随机分为观察组和对照组各 53 例，对照组予抑酸、护胃、抗 Hp 等对症治疗，观察组在对照组用药基础上加服半夏泻心汤，结果观察组总有效率 94.34%，优于对照组的 77.36%，且两组总有效率比较差异有统计学意义（$P < 0.05$）。

半夏泻心汤治疗慢性胃炎的机制错综复杂，娄淑哲等研究发现，半夏泻心汤可明显提高内源性保护因子 NO 含量，降低血管收缩因子 ET–1 含量，达到舒张血管、增加胃血流量的作用，从而减少胃酸分泌、保护胃黏膜。王海英研究表明，半夏泻心汤联合含铋剂四联疗法治疗慢性胃炎主要是通过降低血清中炎性因子的水平，提高 Hp 清除率，其中以黄芩、黄连抑杀效果明显。本课题组亦通过实验研究发现半夏泻心汤对 PLGC 有较好的逆转组织病理学程度及协同根除 Hp 的作用，其可通过抑制 PLGC 大鼠胃黏膜组织 NF–κB/ATAT3 及其介导的 TNF–α、IL–1β 等促炎因子，抑制 Bcl–2、C–MYC 癌基因，促进 p21 抑癌基因的表达，从而阻断 PLGC 的发生发展。

（二）功能性消化不良

功能性消化不良有起病缓慢、易于反复、病程迁延等特点，其临床表现为早饱、餐后饱胀不适、上腹痛、食欲不振、上腹灼热感、嗳气、反酸等，并排除具有上述临床症状的器质性病变。本病可归于中医学“痞满”“胃痛”等范畴，多因饮食不节、情志不畅而致病。

李欣等研究表明半夏泻心汤加减治疗功能性消化不良 60 例总有效率为 93%，在疗效改善方面优于马来酸曲美布汀；冯辉等研究表明，半夏泻心汤通过半夏、干姜降逆止呕，缓解胃肠道功能障碍，黄连、黄芩提高胃窦黏膜保护因子、促进胃黏膜恢复、抑制胃肠道脑肠肽分泌、调节胃肠道的感觉与运动，人参、大枣补益气血，组方合用从而降低血浆 P 物质（SP）含量以及 CGRP 染色积分评分，改善患者症状。

（三）消化性溃疡

消化性溃疡是指胃肠道黏膜被各种致病因子（主要为胃酸、胃蛋白酶）等自身消化而发生的溃疡，好发于胃和十二指肠，主要表现为慢性、周期性、节律性的上腹痛，常伴反酸、嗳气、恶心、呕吐等症状。本病属于中医学“胃痛”“嘈杂”“痞满”等范畴，其主要病机在于胃气阻滞，胃失和降，不通则痛，或脉络失养，不荣则痛。

任涛将 98 例消化性溃疡患者随机分成对照组和研究组，对照组采用常规西药治疗，研究组采用中药半夏泻心汤加减治疗，比较两组患者治疗的总有效率和癌变的发生率（治疗 2 年后对患者进行随访，以了解患者的病情控制和发展程度），结果研究组患者治疗的总有效率（91.8%）明显优于对照组（77.6%），研究组患者癌变的发生率（0）明显小于对照组（4.1%）。王江等研究发现，半夏泻心汤可显著提高胃黏膜修复因子 EGF、VEGF 的阳性表达，降低溃疡指数，对胃溃疡有良好的治疗作用。庄雪珠以半夏泻心汤配合西药四联疗法治疗 45 例伴 Hp 感染的十二指肠溃疡患者，结果显示半夏泻心汤降低十二指肠溃疡血清 Hp-IgG 抗体水平作用显著，能有效地调整免疫状态，以提高十二指肠溃疡的疗效。

（四）溃疡性结肠炎

溃疡性结肠炎（ulcerativecolitis，UC）是一种病变局限于大肠黏膜和黏膜下层的慢性非特异性肠道炎症性疾病，具有易复发、易引起并发症的特点。肠道黏膜屏障功能异常会引起肠道内的抗原物质移位至肠黏膜固有层，促进肠道释放促炎因子，破坏肠道黏膜屏障，此时，致病菌和毒素容易通过肠道黏膜引发局部免疫反应。因此，保护肠道黏膜屏障对治疗溃疡性结肠炎至关重要。

徐凤等将UC模型小鼠随机分为正常对照组、模型组、半夏泻心汤4.5g/kg组、半夏泻心汤9.0g/kg组和阳性对照组，连续给药21d后观察病变活动指数（DAI）变化，测量结肠长度并对结肠黏膜损伤指数（CMDI）、结肠组织病理学评分（HS）、髓过氧化物酶（MPO）活性、血清二胺氧化酶（DAO）、D–乳酸（D–LA）水平和L/M值进行测定。实验结果显示，与模型组对比，半夏泻心汤4.5g/kg组、半夏泻心汤9.0g/kg组及阳性对照组DAI、CMDI、HS、MPO活性、DAO水平、D–LA水平、L/M值降低，结肠长度ZO–1和闭锁蛋白（Occludin）表达水平则显著上升，差异具有统计学意义（$P < 0.05$）。此研究表明，给予半夏泻心汤可通过升高ZO–1和Occludin表达，改善溃疡性结肠炎模型小鼠DAI评分、结肠黏膜损伤指数和结肠组织病理学评分，从而保护溃疡性结肠炎小鼠肠道黏膜屏障功能，提示半夏泻心汤可能对溃疡性结肠炎具有积极作用。

（五）胃食管反流病

胃食管反流病是由胃内容物反流至食管、咽喉或者口腔而引起的一种消化系统疾病，常见胸骨后灼热疼痛以及胃脘部灼热、反酸等症状。目前本病缺乏特效的治疗方案，常用质子泵抑制剂、H_2受体拮抗剂、促胃肠动力药、抗酸药等治疗。然而西药远期治疗效果不佳，停药后复发率高，患者依从性较差。中医中药在治疗胃食管反流病方面具有修复胃食管黏膜、调节患者胃内酸碱值、改善患者生存质量、降低复发率等优点，因此，中西医结合治疗胃食管反流病得到了广泛认可。本病归属于中医“吞酸”范畴，其发病与饮食、情志等因素密切相关，寒热错杂型胃食管反流病的治疗以辛开苦降、和胃降逆为主。

李艳红等一项临床实验研究纳入113例胃食管反流病寒热错杂型患者，将其随机分为对照组57例与观察组56例。对照组给予奥美拉唑肠溶胶囊、多潘立酮片治疗，观察组在对照组基础上联合半夏泻心汤加味方配合针灸治疗。实验结果显示，两组患者治疗1个疗程后，观察组治疗总有效率显著高于对照组，两组差异具有统计学意义（$P < 0.05$）；治疗后观察组各项中医证候积分均显著低于对照组，而各项生活质量评分均显著高于

对照组，两组差异有统计学意义（$P < 0.05$）；两组患者治疗期间均未出现严重不良反应。此研究表明，半夏泻心汤加针灸联合西药治疗寒热错杂型胃食管反流病，可明显改善患者临床症状，提高患者生活质量，且不良反应极少，优于单纯西医治疗，临床价值较大。

（六）消化道肿瘤

半夏泻心汤对食管癌、胃癌、结肠癌等消化道恶性肿瘤有明显的抑制作用，并可缓解放疗、化疗药物引起的腹痛、腹泻、恶心呕吐、食欲不振等不良反应。

研究显示，半夏泻心汤对肿瘤的治疗作用机制可能是通过调控信号通路或免疫机制，上调抑癌基因表达，降低癌基因表达，诱导细胞凋亡，从而抑制肿瘤细胞增殖。更有研究显示，半夏泻心汤可干预新生血管中的多种信号路径，降低血管内皮生长因子表达，对肿瘤组织内形成新生血管有抑制作用，从而切断肿瘤细胞营养供应，使肿瘤组织细胞生长的微环境受损，对肿瘤细胞转移与增殖起到抑制作用。

此外，化疗药物在杀伤恶性肿瘤细胞的同时，对消化道黏膜会造成严重损伤，使黏膜屏障功能和免疫功能异常，诱发炎症、溃疡，不仅会使患者出现腹泻等消化道症状，甚至导致病情恶化、危及生命。研究表明，半夏泻心汤可通过多用途、多靶点的作用机制，降低化疗药物引起腹泻的发病率，减少化疗药物引起的不良反应。

二、其他系统疾病

（一）糖尿病

糖尿病可归属于中医“消渴”范畴，其病机以阴虚为本，燥热为标，当以养阴生津、清热润燥为治疗大法。近些年来许多医家认为消渴病发病与脾胃功能失调密切相关，饮食物通过胃之受纳腐熟、脾之运化升清得以化生水谷精微，若过食肥甘厚味，久则损伤脾胃，导致脾失健运而无以升清，胃失通降而无以散精上输于肺，肺失津液而生燥，故口渴多饮，虚火内生，则消谷善饥，此乃消渴病的临床表现。现代医学认为，导致糖尿病发病的主要因素是胰岛素分泌缺陷和胰岛素抵抗。胰腺具有内分泌功能和外分泌功能，食物中的糖、脂肪、蛋白质须经外分泌腺分泌的消化酶作用才能被吸收；胰腺的内分泌功能则可分泌胰岛素，将水谷精微的主要成分——葡萄糖运送到肝脏、肌肉、脂肪，进而分解释放能量供给细胞，并把多余的糖合成肝糖原、肌糖原或脂肪。胰腺的生理功能属于中医学“脾主运化”“游溢精气”范畴，因此脾主运化功能与现代医学的内分泌代谢密切相关。

《伤寒明理论》中认为半夏泻心汤病机为“胃气空虚，客气上逆”，属“胃虚有热”为病。半夏泻心汤辛开苦降、寒热平调，健脾和胃，全方共奏调畅气机、清热化湿、消痞散结之功，符合消渴病脾胃功能失调、气机升降失常、脾虚胃热的病机。以本方为基本方调理脾胃，治疗脾虚失运、气机升降失调、寒热互结之糖尿病，其特征为心下痞，但满而不痛，或呕吐，肠鸣下利，舌苔薄黄而腻，脉弦滑无力。患者伴有腹胀、腹痛以及胃反酸、灼痛等其他消化系统症状时亦有较好疗效。临床发现凡适用半夏者，其面色多黄暗缺少光泽，或虽有光泽但多面垢、油腻或面虚浮，其人易于恶心，感觉过敏，尤其是咽喉部常有异物感，口内黏腻，常有涎沫，口干不欲多饮。

张丰华等使用链脲佐菌素法制备糖尿病大鼠模型，并分为模型组、吗丁啉组、二甲双胍组以及半夏泻心汤高（10.20g/kg）、中（5.10g/kg）、低（2.55g/kg）剂量组和空白组。灌胃一周后测定空腹血糖、活性肠肽、生长抑素、胃动素、SP 含量。实验结果显示，半夏泻心汤浓度在 2.55 ～ 10.20g/kg 与二甲双胍浓度在 1.80g/kg 时对糖尿病大鼠皆具有较明显的降糖作用，同时可减少活性肠肽、生长抑素分泌，增加胃动素、SP 的分泌。此研究表明，半夏泻心汤与传统降糖药二甲双胍一样，具有良好的降糖作用，其机制可能与半夏泻心汤使糖尿病大鼠胃窦组织中活性肠肽、生长抑素（SS）减少，胃动素增加有关。

（二）糖尿病胃轻瘫

糖尿病胃轻瘫（DGP）是诸多糖尿病并发症中较为常见的一种，其主要病理特点是胃肠蠕动功能减弱，胃排空延迟，使消化功能降低，症状容易反复发作，不易治愈。持续的DGP症状会导致消化、吸收功能障碍，血糖波动性比较大，加速糖尿病进程。本病属于中医学“消渴”“痞满”的范畴。

糖尿病胃轻瘫的发病机制目前尚不清楚，现代研究认为主要与神经病变、高血糖、胃肠激素变化、Cajal间质细胞病变等因素有关，其中高血糖是主要的基础病因，而高血糖的发生又与胰岛素抵抗密切相关。

徐萌等将120只大鼠随机分为空白组10只和造模组110只。造模组制备糖尿病胃轻瘫大鼠模型，造模成功的60只大鼠随机分为模型组、二甲双胍组、吗丁啉组及半夏泻心汤［高1.7g/（kg·d）、中0.85g/（kg·d）、低0.425g/（kg·d）］剂量组各10只。测定各组大鼠胃残留率、肠推进率，胃窦组织胃动素（MOT）、血管活性肽（VIP）、SS及SP含量，空腹血糖（FGB）、血清胰岛素（FINS）及胰岛素抵抗指数（IRI）。实验结果显示，与模型组比较，半夏泻心汤高、中剂量组胃残留率和胃窦组织VIP水平明显下降；半夏泻心汤高、中、低剂量组胃窦组织SS水平和给药前后FGB水平、IRI明显下降，胃窦组织MOT、SP水平明显升高（$P<0.05$）；半夏泻心汤中剂量组肠推进率明显升高。此实验结果表明半夏泻心汤可有效减轻糖尿病胃轻瘫大鼠症状，促进胃肠吸收功能，降低血糖，从而改善胰岛素抵抗。

近些年，肠道菌群逐渐成为糖尿病防治的新靶点。肠道内栖息着大量的微生物菌群，对机体起着非常重要的作用。它们既能与机体进行物质交换，又能参与宿主的新陈代谢及调控重要化学物质转换，维持机体营养、能量以及免疫功能。生理情况下，肠道菌群与机体保持相对平衡的状态，一旦平衡被打破，肠道菌群失调，就会导致机体疾病的产生。糖尿病是目前最为广泛的代谢性疾病，发病率也迅速增加，相关研究发现，糖尿病与肠道菌群关系密切，而胃轻瘫是糖尿病并发症早期的一个阶段，其中肠道菌与宿主交互对DGP发挥着重要作用，因而在治疗DGP的同时，调整肠道微生态是近年防治糖尿病的全新领域。

研究表明半夏泻心汤可显著提升DGP大鼠体质量、肠推进率、菌群（拟杆菌、双歧杆菌、肠球菌、乳酸杆菌）数量及IgA、IL–10水平，并降低胃残留率、血清 D– 木糖水平、肠杆菌数量、内毒素及 TNF–α 水平。半夏泻心汤可改善 DGP 大鼠肠道菌群比例及炎症因子表达，从而调整抗炎因子与抑炎因子的平衡，纠正肠道异常免疫反应，使肠黏膜组织修复，缓解糖尿病胃轻瘫大鼠症状。

（三）慢性咳嗽

慢性咳嗽是呼吸道常见疾病之一，其病程较长，常可持续 8 周以上。咳嗽变异性哮喘是指以慢性咳嗽为主要临床表现的一种特殊类型哮喘，无明显喘息、气促等症状或体征，主要表现为刺激性干咳，通常咳嗽较为剧烈，夜间咳嗽为其重要特征，属于中医学“久咳”范畴。

《素问·咳论》中认为“聚于胃，关于肺”是辨治咳嗽的要领。寒饮停聚是“久咳”基本病因之一，“其寒饮食入胃，从肺脉上至于肺则肺寒，肺寒则外内合邪，因而客之，则为肺咳”，肺胃之寒与寒邪相结合，可发为咳。脾胃功能失常，痰浊内生，或外感寒湿，脾阳受困，水湿聚而成痰，痰湿上干于肺，导致肺肃降无权，气机上逆发为咳。因此，对于饮食、外感伤及脾胃导致的久咳，治疗上宜调和脾胃、肃肺止咳。

张艳云等一项研究纳入 92 例慢性咳嗽患者，随机分为对照组和观察组各 46 例，对照组患者给予头孢克肟等药物，进行慢性咳嗽疾病常规临床对症治疗，观察组患者在对照组治疗基础上联合半夏泻心汤治疗，两组治疗疗程为 1 个月。观察并比较两组临床疗效、日间咳嗽评分、夜间咳嗽评分及咳嗽消失情况。实验结果显示，观察组临床总有效率为 91.30%，明显高于对照组的 73.91%，差异有统计学意义（$P < 0.05$）；治疗后，观察组较对照组日间症状评分、夜间咳嗽症状评分均明显降低（$P < 0.05$）；治疗后，观察组咳嗽临床症状消失所需时间显著短于对照组（$P < 0.05$），且咳嗽症状消失的比例显著高于对照组（$P < 0.05$）。此研究结果说明半夏泻心汤联合头孢克肟治疗慢性咳嗽可加强抗炎效果，明显促进患者咳嗽症状缓解，效果优于单纯西医疗法，具有显著的临床价值。另有临床实验表明，调理脾胃、寒热平调之半夏泻心汤加桔梗、蝉蜕、地龙、五味子等药物，可有效缓解慢性咳嗽患者的临床症状，改善患者肺功能。

（四）偏头痛

偏头痛是一种常见的原发性头痛，表现为以一侧头痛为主的搏动性头痛，常伴有视觉、感觉、运动、情绪改变及胃肠道自主神经功能紊乱等症状，常间断性反复发作。偏头痛的发病机制较为复杂，目前确切的机制尚未明了，主要有以下几种学说：①血管源学说；②神经源学说；③三叉神经－血管学说；④其他，如低镁学说、高钾诱导的血管痉挛假说、免疫学理论、自主神经功能紊乱学说等等。三叉神经－血管学说被认为是解释偏头痛的最佳机制，该学说认为偏头痛的主要病因是脑血管舒缩功能异常及局部脑血量的减少，偏头痛发作时，体内重要神经肽 CGRP、SP、ET 水平变化影响脑血管的舒缩功能，使脑血管过度扩张，血浆蛋白渗出，产生无菌性炎症。这种伤害性刺激沿着三叉神经传入纤维传至三叉神经尾核部，冲动达到延髓化学感受区，引起恶心呕吐；传入下丘脑，出现畏光症状；传入大脑皮质，产生痛觉。

伤害性刺激可诱发早快基因家族中 c–fos、c–jun 表达增强，提示偏头痛与早快基因存在某种联系。刘洁等将 60 只 SD 大鼠随机分成 6 组，分别设为正常对照组、模型组、阳性组以及半夏泻心汤高、中、低剂量组，制备实验性偏头痛动物模型，采用 ELISA 法测定大鼠血浆 CGRP、SP、ET 水平，使用 HE 染色观察模型大鼠脑干组织细胞形态学变化，免疫组化染色测定模型大鼠脑干 c–fos、c–jun 基因表达水平。实验结果显示，半夏泻心汤可降低偏头痛模型大鼠血液黏度、血小板聚集率，同时降低单胺类神经递质 NO、NOS 水平，调节血管活性物质水平，改善血管的舒缩状态，缓解偏头痛症状。另有研究发现：半夏泻心汤可以使硝酸甘油致实验性偏头痛模型大鼠的 CGRP、SP 水平下降，ET 水平升高。同时，半夏泻心汤还可通过干预 cAMP/PKA 信号通路，降低大鼠脑干早快基因 c–fos、c–jun 的表达水平，对偏头痛的治疗发挥一定作用。

（五）围绝经期综合征及抑郁症

围绝经期综合征（PMS）是妇女绝经前后出现的自主神经功能紊乱并

伴有精神症状的一组症候群，其中精神症状以焦虑、抑郁等为主，常见于40～55岁妇女。中医将围绝经期综合征及抑郁症归为“脏躁”“郁证”等范畴。围绝经期综合征的病机特点为肾气衰，天癸竭，冲任二脉虚损，精气血不足，精血不足，阴精之水不涵肝木，或肝不藏阴血，肝失所养，疏泄不利，出现肝郁不疏，而见抑郁、焦虑之症。中医药对抑郁症具有良好的效果，结合西药能有效地减少不良反应，具有多靶点特征，是临床治疗抑郁的重要措施。半夏泻心汤可通过多种机制抗抑郁，并调理机体肝郁脾虚，柴胡中的柴胡总皂苷是抗抑郁的主要物质，白芍的活性物质芍药苷具有镇静、抗抑郁作用，可调节神经因子，保护神经元。

潘嘉等将139例妇科患者随机分为对照组69例和观察组70例。对照组口服替勃龙片、盐酸帕罗西汀片治疗，观察组在对照组基础上服半夏泻心汤加减。两组患者连续治疗8周后，进行治疗前后汉密尔顿抑郁量表17项（HAMD–17）、Zung氏抑郁自评量表（SDS）、汉密尔顿焦虑量表（HAMA）、改良Kupperman量表（KI）、肝郁脾虚证和围绝经期综合征生活质量评定量表（MENQOL）评分。实验结果显示，治疗后观察组HAMD–17和SDS评分均低于对照组（$P < 0.01$），观察组抑郁症疗效优于对照组（$Z = 2.074$，$P < 0.05$），观察组抑郁程度轻于对照组（$Z = 2.157$，$P < 0.05$），观察组患者HAMA、KI、肝郁脾虚证评分均低于对照组（$P < 0.01$），观察组围绝经期综合征严重程度轻于对照组（$Z = 2.046$，$P < 0.05$），观察组MENQOL血管舒缩症状和心理症状2个维度评分和总分均低于对照组（$P < 0.05$）。此研究表明在西药治疗的基础上加服半夏泻心汤治疗围绝经期综合征及抑郁症能显著减轻患者抑郁、焦虑的症状，提高患者生活质量，且安全性较好。

（六）IgA肾病

IgA肾病（IgA nephropathy，IgAN）是我国原发性肾小球肾炎常见的病理类型之一，是导致慢性肾功能衰竭的主要原因之一。IgAN以血尿、蛋白尿为主要临床表现，可伴有不同程度的水肿，归属于中医学“尿血”“肾风”等范畴。IgAN的发病病机与脾失运化、湿热内蕴有关，脾失运化，土不制水，水液蓄积肌肤，而成水肿；脾失统摄，血不循经，而成尿血；脾失升清，精微物质不固，表现为蛋白尿；脾胃受损，津液代谢障碍，水湿痰浊内生，湿浊与热相合，滞于肾络，湿热内蕴成下焦瘀毒，致本病经久难愈。半夏泻心汤有调节免疫细胞因子、改善肠道菌群结构、修复肠道黏膜的作用，但其具体机制仍未完全阐明，需长期的实验研究加以证实。

第二章　半夏泻心汤治疗慢性胃炎的临床研究及机制

第一节　慢性胃炎论述

一、慢性胃炎现代医学认识

（一）慢性胃炎概念及流行病学

慢性胃炎是指不同病因引起的胃黏膜慢性炎症或萎缩性病变，其本质是胃黏膜上皮反复受到损害后，由于黏膜特异的再生能力使黏膜发生改变，最终导致固有胃腺体不可逆的萎缩，甚至消失。慢性胃炎包括慢性萎缩性胃炎（Chronic Atrophic Gastritis，CAG）和慢性非萎缩性胃炎（Chronic Non-atrophic Gastritis，CNAG）。

多数慢性胃炎患者临床无特异性表现，因此难以获得确切的患病率，但慢性胃炎患病率高于或略高于当地人群中 Hp 感染率。这是因为 Hp 现症感染者几乎均存在慢性活动性胃炎，除 Hp 感染外，胆汁反流、药物、自身免疫等因素也可引起慢性胃炎。

（二）慢性胃炎的病因及分类

1. 慢性胃炎的病因

（1）Hp 感染：Hp 是革兰氏阴性菌，是目前人类感染率最高的致病菌之一。流行病学已经证实 Hp 感染和慢性胃炎、消化性溃疡及胃癌发病之间存在明确的相关性。1994 年 Hp 被世界卫生组织国际癌症研究机构（IARC）列入一类致癌因子。

Hp 感染是慢性胃炎最主要的病因。Hp 可在人与人之间传播，因此 Hp 胃炎不管有无症状和（或）并发症，均是一种感染性疾病。所有 Hp 感染者几乎均存在慢性活动性胃炎，即 Hp 胃炎。炎性反应是多种类型癌症的关键风险因子，Hp 感染和胃黏膜产生慢性炎性反应可能会诱导胃癌的发生。Hp 诱导胃上皮细胞及循环免疫细胞通过多条通路定向趋化至感染部位，从而引发炎性反应。多项研究已证实 Hp 感染会上调多种促炎因子如 IL-1、IL-6、IL-8、TNF-α、NF-κB 等，上述细胞因子特别是 NF-κB 在胃癌病理过程中作用显著，且在胃炎和胃癌的发展中扮演重要角色。

Hp 与胃上皮细胞间黏附力极强，可致被吸附的细胞表面变形、微绒毛消失、细胞骨架改变，这种黏附作用具有组织、宿主及部位的特异性。当 Hp 定植在胃黏膜上时，细菌黏附素与细胞受体的相互作用可以保护细菌，避免细菌被胃蠕动和胃排空的力量排出胃内，随后细菌获得代谢底物和营养物质，并通过释放相关多种毒力因子，异常调节宿主细胞内的信号通路，降低致瘤性转换的阈值。在所有毒力因子中，细胞毒性基因（Cag A）、空泡细胞毒素 A（Vac A）的研究较为详细，也是 Hp 的主要致病因子。

Cag A 蛋白是第一种被发现的细菌癌蛋白，其可通过与生长因子结合蛋白 2（Grb2）蛋白结合，激活 Ras、MEK 及 ERK 信号通路，导致胃黏膜上皮细胞增殖加快、细胞运动增加、细胞形态改变，是促使胃黏膜上皮细胞癌变的重要原因，并使 Hp 介导的腺癌病死率排名世界第二。当前 Hp 根据 Cag A 蛋白的表达情况分为两种类型：表达 Cag A 蛋白的为 Ⅰ 型菌，其毒力强，致病性强，可诱使胃肠黏膜上皮细胞出现变形、空泡损伤，进而诱发胃溃疡及癌变；不表达 Cag A 蛋白的为 Ⅱ 型菌，毒性相对较弱，患者感染后仅存在浅表性胃炎。

Vac A 是 Hp 的一种独特外毒素，属于分泌蛋白，能与肥大细胞结合诱导炎性因子释放，加重组织损伤；可在上皮细胞膜形成选择性离子通道促进 HCO_3^- 外流，降低胃酸分泌；Vac A 还具备免疫调节功能，分泌进入宿主后会阻滞 B 细胞递呈，编码分泌毒素，诱导体外细胞程序化死亡，抑制 T 细胞增殖，这些也是 Hp 逃避天然免疫的机制。

（2）非甾体消炎药（NSAIDs）：如今我国人口老龄化的趋势日益明显，心血管和脑血管疾病的发病率逐年上升，NSAIDs 的使用也呈上升趋势，随着 NSAIDs 的广泛使用，其带来的不良反应也日益彰显。有文献指出消化道损害是 NSAIDs 最常见的不良反应，包括胃炎、食管炎、胃十二指肠溃疡、穿孔、出血及梗阻等。

目前认为 NSAIDs 引起消化道损伤的机制有：①对环氧合酶 -1（COX-1）活性产生抑制，影响前列腺素（PG）合成。除参与炎症反应外，PG 还具有多种生理功能，包括抑制胃酸分泌和氢离子逆向分散，增加胃黏液分泌碳酸氢钠，保持胃黏膜完整性和良好的血流状态；PG 还可以稳定溶酶体膜，减少溶酶体的释放，并维持内皮细胞的完整性。如 PG 的合成受到影响，会抑制胃黏液分泌和减少胃黏膜厚度，减少黏液黏度，增加黏膜对 H^+ 的渗透性，抑制黏液分泌碳酸氢盐，降低黏膜表面的疏水性，导致消化道黏膜损伤。②抑制 TXA_2 分泌，使血小板凝集受抑，可使原有溃疡再次出血或加重溃疡的复发。③ NSAIDs 直接侵害胃黏膜表面，使血管壁弹性降低，导致消化道出血发生率增高。

（3）胆汁反流：胆汁是十二指肠内容物的主要成分之一，胆汁反流到胃可造成胃黏膜的损伤，这种情况被称为胆汁反流性胃炎（BRG）。因含胆汁的反流物呈碱性，故也称之为碱性反流性胃炎。胆道系统结构和（或）功能紊乱、吸烟、饮酒、精神紧张、生活无规律、情绪波动等均会造成胆汁反流入胃。

十二指肠液中的胆盐、胰酶等物质反流入胃内溶解胃黏膜的磷脂层和胆固醇，损伤胃黏膜物理屏障，同时还会导致胃内 H^+ 和胃蛋白酶跨过黏液屏障逆向弥散，加重胃黏膜的损伤。长期的刺激除了引起常见症状外，还可能导致胃、食管黏膜从炎性损伤到癌前病变，甚至导致癌变。

（4）免疫因素：免疫功能的改变在慢性胃炎的发病上已普遍受到重视。萎缩性胃炎，特别是胃体胃炎患者的血液、胃液或萎缩黏膜内可找到抗壁细胞抗体（PCA）；胃萎缩伴恶性贫血患者血液中发现有内因子抗体（IFA），说明自身免疫反应可能是某些慢性胃炎的有关病因。但胃炎的发病过程中是否有免疫因素参与尚无定论。此外，萎缩性胃炎的胃黏膜有弥漫的淋巴细胞浸润，体外淋巴母细胞转化试验和白细胞移动抑制试验异常，提示细胞免疫反应对于萎缩性胃炎的发生可能有重要意义。某些自身免疫性疾病如慢性甲状腺炎、甲状腺功能减退或亢进、胰岛素依赖型糖尿病、慢性肾上腺皮质功能减退等均可伴有慢性胃炎，提示本病可能与免疫反应有关。

（5）年龄因素：老年人胃黏膜退行性改变可导致胃黏膜营养不良、胃酸分泌减少、胃蠕动功能变弱以及屏障功能降低。病理组织学可见微细血管迂曲，小动脉血管壁玻璃样变，局部循环变慢，黏膜生理性退变以及修复功能减退，胃酸分泌能力下降。

（6）其他病因：除上述病因外，还有其他诸多病因均可导致慢性胃炎的发生。①由于长期饮食摄入单一、营养物质缺乏使胃黏膜修复再生功能降低，形成慢性炎症、胃腺萎缩等；②酒精、咖啡及其他刺激性食物的过量摄入；③除 Hp 感染外，同属螺杆菌的海尔曼螺杆菌可单独或与 Hp 共同感染引起慢性胃炎，其他细菌、病毒、寄生虫、霉菌等感染所致的慢性胃炎相对少见；④长期精神紧张，生活作息不规律；⑤其他疾病的影响，如糖尿病、溃疡性结肠炎等。

2. 慢性胃炎的分类

慢性胃炎的分类尚未统一，一般基于病因、内镜所见、胃黏膜病理变化和胃炎分布范围等相关指标进行分类。

病因分类有助于治疗。Hp 感染是慢性胃炎的主要病因，基于病因可将慢性胃炎分成 Hp 胃炎和非 Hp 胃炎两大类，这有助于在慢性胃炎处理中重视对 Hp 的检测和治疗。

基于内镜和病理诊断，可将慢性胃炎分为萎缩性和非萎缩性两大类。按照慢性胃炎新悉尼系统分类方法，这里不再用“浅表性”进行描述，因为“浅表”对应于“深层”，是深浅的划分用语，不能反映胃黏膜腺体的数量。胃黏膜萎缩是指胃固有腺体减少，组织学上有两种类型：①化生性萎缩：胃固有腺体被肠化生或假幽门腺化生的腺体替代；②非化生性萎缩：胃固有腺体被纤维或纤维肌性组织替代，或炎性细胞浸润引起固有腺体数量减少。

基于胃炎分布范围，可将慢性胃炎分为胃窦为主胃炎、胃体为主胃炎和全胃炎三大类，这也是参照慢性胃炎新悉尼系统分类方法而定的。胃体为主胃炎尤其是伴有胃黏膜萎缩者，胃酸分泌多减少，胃癌的发生风险增加；胃窦为主胃炎胃酸分泌多增加，十二指肠溃疡的发生风险增加。这一胃炎分类法对预测胃炎并发症有一定作用。

除了上述分类外，1973 年，Strickland 及 Mackay 将萎缩性胃炎分为 A 型和 B 型两种。A 型胃炎又称为自身免疫性胃炎，PCA 常阳性，以胃体病变为主，血清胃泌素增高，可发生恶性贫血。B 型胃炎 PCA 常阴性，以胃窦病变为主，血清胃泌素正常。但我国学者的研究认为上述两型病变难以截然分开，主张还是按病变部位分类较合理，即以胃窦为主和以胃体为主的两类。

另外，慢性胃炎有少部分是特殊类型胃炎，如化学性胃炎、淋巴细胞性胃炎、肉芽肿性胃炎、嗜酸细胞性胃炎、胶原性胃炎、放射性胃炎、感染性胃炎和 Menetrier 病（即肥厚性胃炎，以胃黏膜皱襞显著肥厚如脑回状为特征，好发于胃底和胃体，呈局灶性或弥漫性，常伴原因未明的低蛋白血症，镜下见胃小凹高度增生、下延甚可达黏膜肌层）等。

（三）慢性胃炎的临床表现

多数慢性胃炎患者无特异性临床表现，曾有纳入 8892 例慢性胃炎患者的全国多中心研究显示：13.1% 的患者无任何症状，有症状者的常见表现依次为上腹痛（52.9%）、腹胀（48.7%）、餐后饱胀（14.3%）和早饱感（12.7%），近 1/3 的患者有上述 2 个以上症状共存，与消化不良症状谱相似。CNAG 是慢性胃炎的一种类型，系在致病因素作用下胃黏膜发生的慢性非萎缩性炎症性病变，为胃黏膜以淋巴细胞和浆细胞浸润为主并可能伴有糜烂、胆汁反流的慢性炎症；CAG 是指以胃黏膜固有腺体数量减少甚至消失为特征，或伴有不同程度的肠上皮化生及异型增生，与长期感染胃幽门螺杆菌密切相关。

（四）慢性胃炎的诊断

慢性胃炎无特异性临床表现，体征很少，临床表现及其严重程度与慢性胃炎的分类、内镜下表现、胃黏膜组织病理学分级均无明显相关性，确诊必须依靠胃镜及胃黏膜活组织病理学检查。我国有 50% ～ 80% 慢性胃炎患者在胃黏膜中可找到幽门螺杆菌，Hp 检测有助于病因诊断。怀疑自身免疫性胃炎应检测相关自身抗体及血清胃泌素。

1. 胃镜及活组织检查

内镜结合组织病理学检查可诊断慢性胃炎为非萎缩性还是萎缩性。慢性非萎缩性胃炎内镜下可见黏膜红斑、黏膜出血点或斑块，黏膜粗糙伴或不伴水肿，或有充血、渗出；慢性萎缩性胃炎内镜下可见黏膜红白相间、以白相为主，皱襞变平甚至消失，部分黏膜血管显露，可伴有黏膜颗粒或结节状等表现。慢性胃炎可同时存在糜烂、出血或胆汁反流等征象，这些在内镜检查中可获得可靠的证据。其中糜烂可分为两种类型，即平坦型和隆起型，糜烂的发生可与 Hp 感染和服用黏膜损伤药物等有关。

慢性胃炎有 5 种组织学变化，即 Hp、活动性、慢性炎性反应、萎缩和肠化生，它们可按病变程度分为无、轻度、中度和重度 4 级（0、+、++、+++）。

（1）Hp：观察胃黏膜黏液层、表面上皮、小凹上皮和腺管上皮表面的 Hp。无：特殊染色片上未见 Hp；轻度：偶见或小于标本全长 1/3 有少数 Hp；中度：Hp 分布超过标本全长 1/3 而未达 2/3，或连续性、薄而稀疏地存在于上皮表面；重度：Hp 成堆存在，基本分布于标本全长。肠化生黏膜表面通常无 Hp 定植，宜在非肠化生处寻找。

（2）活动性：慢性炎性反应背景上有中性粒细胞浸润。轻度：黏膜固有层有少数中性粒细胞浸润；中度：中性粒细胞较多存在于黏膜层，可见于表面上皮细胞、小凹上皮细胞或腺管上皮内；重度：中性粒细胞较密集，或除中度所见外还可见小凹脓肿。

（3）慢性炎性反应：根据黏膜层慢性炎性反应细胞的密集程度和浸润深度分级，两可时以前者为主。正常：单个核细胞每高倍视野不超过 5 个，如数量略超过正常而内镜下无明显异常，病理可诊断为基本正常；轻度：慢性炎性细胞较少并局限于黏膜浅层，不超过黏膜层的 1/3；中度：慢性炎性细胞较密集，不超过黏膜层的 2/3；重度：慢性炎性细胞密集，占据黏膜全层。计算密度程度时应避开淋巴滤泡及其周围的小淋巴细胞区。

（4）萎缩：萎缩是指胃固有腺体的减少，分为两种情况。①化生性萎缩：胃固有腺体被肠化生或假幽门腺化生的腺体替代；②非化生性萎缩：胃固有腺体被纤维或纤维肌性组织替代，或炎性细胞浸润引起固有腺体数量减少。萎缩程度以胃固有腺体减少各 1/3 来计算。轻度：固有腺体数减少不超过原有腺体的 1/3；中度：固有腺体数减少至原有腺体的 1/3 ～ 2/3；重度：固有腺体数减少超过 2/3，仅残留少数腺体，甚至完全消失。局限于胃小凹区域的肠化生不算萎缩。黏膜层出现淋巴滤泡不算萎缩，应观察其周围区域的腺体情况来决定。一切原因引起黏膜损伤的病理过程均可造成腺体数量减少，如溃疡边缘处取的活检，不一定就是萎缩性胃炎。标本过浅未达黏膜肌层者，可参考黏膜层腺体大小、密度以及间质反应情况推断是否萎缩，同时加上评注取材过浅的注释，提醒临床仅供参考。

（5）肠化生：肠化生区占腺体和表面上皮总面积 1/3 以下为轻度；1/3 ～ 2/3 为中度；2/3 以上为重度。AB-PAS 和 HID 黏液染色可将肠化生分成小肠型和大肠型，完全型和不完全型。

（6）其他组织学特征：如检查时发现不需要分级的组织学变化则需注明，这些变化分为非特异性和特异性两类。前者包括淋巴滤泡、小凹上皮增生、胰腺化生和假幽门腺化生等，后者包括肉芽肿、集簇性嗜酸粒细胞浸润、明显上皮内淋巴细胞浸润和特异性病原体等。假幽门腺化生是泌酸腺萎缩的指标，判断时应核实取材部位，胃角部活检见黏液分泌腺者不能诊断为假幽门腺化生，只有出现肠化生才是诊断萎缩的标志。有异型增生（上皮内瘤变）时应注明，分轻度、中度和重度异型增生（或低级别和高级别上皮内瘤变）。

2. Hp 检测

检测方法分为侵入性和非侵入性两大类。前者需通过胃镜检查取胃黏膜活组织进行检测，主要包括快速尿素酶试验、组织学检查和幽门螺杆菌培养；后者主要有 C_{13} 或 C_{14} 尿素酶呼气试验、粪便幽门螺杆菌抗原检测及血清学检查（定性检测血清抗幽门螺杆菌 IgG 抗体）。

3. 自身免疫性胃炎的相关检查

疑为自身免疫性胃炎者应检测血清 PCA 和 IFA，如为该病 PCA 多呈阳性，伴恶性贫血时 IFA 多呈阳性。血清维生素 B_{12} 浓度测定及维生素 B_{12} 吸收试验有助于恶性贫血诊断。

4. 血清胃泌素 G–17、胃蛋白酶原Ⅰ和Ⅱ测定

慢性萎缩性胃体胃炎血清胃泌素常中度升高，这是因胃酸缺乏，不能抑制 G 细胞分泌所致。若病变严重，不但胃酸和胃蛋白酶原分泌减少，内因子分泌也减少，因而影响维生素 B_{12} 水平下降；胃体萎缩者血清胃泌素 G–17 水平显著升高，胃蛋白酶原Ⅰ和（或）胃蛋白酶原Ⅰ / Ⅱ比值下降；胃窦萎缩者血清胃泌素 G–17 水平下降，胃蛋白酶原Ⅰ和胃蛋白酶原Ⅰ / Ⅱ比值正常；全胃萎缩者则两者均降低。

5. 其他辅助检查

胃液分析：测定基础胃液分泌量（BAO），增大组胺或五肽胃泌素后测定最大泌酸量（MAO）和高峰泌酸量（PAO）以判断胃泌酸功能，有助于萎缩性胃炎的诊断及指导临床治疗。非萎缩性胃炎胃酸多正常，广泛而严重的萎缩性胃炎胃酸降低，尤以胃体胃炎更为明显。胃窦胃炎一般胃酸正常或有轻度障碍，非萎缩性胃炎如疣状胃炎也可有胃酸增高。

（五）慢性胃炎的治疗

慢性胃炎的治疗应尽可能针对病因，遵循个体化原则。治疗的目的是去除病因、缓解症状和改善胃黏膜炎性反应。

证实 Hp 阳性的慢性胃炎，无论有无症状和并发症，均应行 Hp 根除治疗，除非有抗衡因素存在。多采用铋剂四联 Hp 根除方案，即质子泵抑制剂（PPI）+ 铋剂 + 两种抗菌药物，疗程为 10d 或 14d。

伴胆汁反流的慢性胃炎可应用促动力药和（或）有结合胆酸作用的胃黏膜保护剂。促动力药如盐酸伊托必利、莫沙必利等可防止或减少胆汁反流；有结合胆酸作用的铝碳酸镁制剂不仅可结合胆酸，还可增强胃黏膜屏障，从而减轻或消除胆汁反流所致的胃黏膜损伤。

服用引起胃黏膜损伤的药物（如 NSAIDs）后出现慢性胃炎症状者，建议加强抑酸和胃黏膜保护治疗，必要时停用损伤胃黏膜的药物。

有胃黏膜糜烂和（或）以上腹痛和上腹烧灼感等症状为主者，可根据病情或症状严重程度选用胃黏膜保护剂、抗酸剂、H_2 受体拮抗剂（H_2RA）或 PPI。

有消化不良症状且伴明显精神心理因素的慢性胃炎患者可用抗抑郁药

或抗焦虑药。

自身免疫性胃炎目前尚无特异治疗，有恶性贫血时，注射维生素 B_{12} 后贫血可获纠正。

改善饮食和生活习惯，如避免过多饮用咖啡、大量饮酒和长期大量吸烟。

对于肯定的重度异型增生，则宜予预防性手术，目前多采用内镜下胃黏膜切除术。

二、慢性胃炎中医认识

（一）中医病名

《慢性非萎缩性胃炎中西医结合诊疗共识意见（2017 年）》指出，CNAG 可归属于中医学“胃脘痛”“痞满”“嘈杂”“反酸”等病证范畴；《慢性萎缩性胃炎中医诊疗共识意见》指出，CAG 临床以胃脘疼痛、饱胀、痞闷、嗳气、纳呆等为主要表现，属中医“痞满”“胃痞”“虚痞”“胃痛”“嘈杂”等范畴。综合上述共识意见，慢性胃炎属于中医“胃脘痛”“痞满”“嘈杂”“反酸”等范畴，受多病因的综合作用影响，呈多阶段渐进性病程特征。

（二）病因病机

慢性胃炎病位在胃，与肝、脾两脏密切相关。

胃在生理上以和降为顺，在病理上因滞而病，本病主要与脾胃虚弱、情志失调、饮食不节、药物、外邪（幽门螺杆菌感染）等多种因素有关，上述因素损伤脾胃，致运化失司，升降失常，而发生气滞、湿阻、寒凝、火郁、血瘀等，表现为胃痛、胀满等症状。

慢性胃炎的病机可分为本虚和标实两个方面：本虚主要表现为脾气（阳）虚和胃阴虚，标实主要表现为气滞、湿热和血瘀。脾虚、气滞是疾病的基本病机，而血瘀是久病的重要病机，在胃黏膜萎缩发生发展乃至恶变的过程中起着重要作用。

慢性胃炎的辨证应当审证求因，其病机与具体的临床类型有关。总体而言，在临床上常表现为本虚标实、虚实夹杂之证。早期以实证为主，病久则变为虚证或虚实夹杂；早期多在气分，病久则兼涉血分。慢性非萎缩性胃炎以脾胃虚弱、肝胃不和证多见，慢性萎缩性胃炎以脾胃虚弱、气滞血瘀证多见，慢性胃炎伴胆汁反流以肝胃不和证多见，伴幽门螺杆菌感染以脾胃湿热证多见，伴癌前病变者以气阴两虚、气滞血瘀、湿热内阻证多见。

慢性胃炎属于中医“胃脘痛”“痞满”“嘈杂”“反酸”等病证范畴，对应病证较多，下面展开论述。

1. 胃痛

胃痛，又称胃脘痛，是以上腹胃脘部近心窝处疼痛为主症的病证，为中医内科最常见的病证之一。胃脘痛论述始见于《黄帝内经》，有“胃病者，腹䐜胀，胃脘当心而痛”等，并首先提出胃痛的发生与肝、脾有关，如《素问·六元正纪大论》说：“木郁之发……民病胃脘当心而痛。”《素问·至真要大论》曰：“厥阴司天，风淫所胜……民病胃脘当心而痛。”《黄帝内经》对胃脘痛病机的论述，为后世医家研究和治疗胃脘痛奠定了基础。汉代张仲景《伤寒杂病论》创大建中汤、附子粳米汤、芍药甘草汤、吴茱萸汤、小建中汤和黄芪建中汤等方，为后世治疗胃脘痛的常用方。唐代孙思邈的《备急千金要方·心腹痛》有九种心痛之说。宋代严用和的《济生方》进一步指出九种心痛。金元时期李杲在《兰室秘藏》立“胃脘痛”一门，将胃脘痛与心痛相鉴别，拟草豆蔻丸、神圣复气汤、麻黄豆蔻丸三方。朱丹溪《丹溪心法》曰：“脾病者，食则呕吐，腹胀喜噫，胃脘痛，心下急。”明确指出心痛实指胃脘痛，其病以中焦脾胃病变为主。

胃痛常伴有食欲不振、恶心呕吐、嘈杂泛酸、嗳气吞腐等消化道症状。现代医学中急性胃炎、慢性胃炎、胃溃疡、十二指肠溃疡、功能性消化不良、胃黏膜脱垂等以上腹部疼痛为主要症状者，均属于中医学胃痛范畴，均可按中医胃痛进行辨证论治。

（1）病因：外邪犯胃、饮食伤胃、情志失调和劳逸所伤，或药物损伤，或素体脾虚，是胃脘痛的主要病因。

外感寒、热、湿等邪客于胃，致胃脘气机阻滞。饮食不节，导致食物停积不化，损伤脾胃，胃气壅滞。

忧思郁怒等致情志抑郁而不畅，则肝失疏泄，横逆犯胃，胃失和降，甚则气机郁滞而致气滞血瘀，轻者胃胀、胃部不适，呕吐、恶心，重者胃痛不止。

脾胃为仓廪之官，主受纳及运化水谷，若素体脾胃虚弱，加之后天失养，饥饱劳逸过度，或治疗用药失误，或他脏有病累及脾胃则发生疼痛。若素体阳虚，或用药过于苦寒，或寒邪客胃等，寒则收引凝滞则致胃部冷痛。若素体阴亏，加之气郁化火、寒邪化热、温药助燥、胃阴不足等因素，更伤其阴，则脉络失养而胃部灼痛。也可既有阳虚，又有阴亏，致成阴阳两虚之证。脾胃虚弱，运化失职，气机不畅或中焦阳气虚弱，既易感寒受凉而见脾胃虚寒，又易积食停滞，郁而化热，致胃阴亏损。

（2）病机："不通则痛"和"不荣则痛"是胃脘痛的基本病机。胃为阳土，喜润恶燥，为五脏六腑之大源，主受纳、腐熟水谷，其气以和降为顺，不宜郁滞。寒邪、饮食伤胃等皆可引起中焦气机阻滞，胃失和降而发生胃脘痛，则为"不通则痛"。或禀赋不足，加之后天失养，脾气虚弱，或脾阳不足，寒自内生，或胃燥太过，胃失濡养，则为"不荣则痛"。

胃痛之病机，从虚、寒、气、血、食等分别论述者多，若于病机单纯者，固然不错，但属于疑难病范畴的胃痛，大多虚实交错，寒热混杂，气滞血瘀，升降失常，临床中寒热并存、上热下寒、升降失常等确为常见之证候类型。胃病日久，胃为多气多血之腑，接纳食物之寒热辛腻不同，故易酿成寒热并存之证。胃病既久，医者屡投苦寒或辛燥之药，也成为寒热错杂、升降失常原因之一。

（3）病位：在胃，与肝、脾的关系最为密切。肝气横逆，木旺乘土，或中土壅滞，木郁不达，或肝火亢炽，迫灼胃阴，或肝血瘀阻，胃失滋荣，故胃病多关乎肝。脾与胃同居中焦，互为表里，共主升降，故脾病多涉于胃，胃病亦可及于脾，如劳倦内伤，饥饱无常者，每多脾胃同病。

（4）症状：胃脘痛重者可见便血、呕血，甚则血脱；胃脘痛久者入络致瘀血。胃脘痛初病多为实证，久病多为虚实夹杂或虚证，其中虚多为脾胃虚弱，实多为气滞、食积、血瘀，虚实夹杂多见脾胃虚弱夹湿、夹瘀等。胃脘痛的病理变化复杂，病机可以演变，产生变证。胃热炽盛，迫血妄行，或瘀血阻滞，血不循经，或脾气虚弱，不能统血，致便血、呕血，大量出血可致气随血脱，危及生命。若脾胃运化失职，湿浊内生，郁而化热，火热内结，可导致胃脘痛剧烈、拒按，日久成瘀，气机壅塞，胃失和降，胃气上逆，致呕吐反胃。若胃脘痛日久，由气分深入血分，久痛入络致瘀，瘀结胃脘，可形成癥积。若脾胃素有湿热，加之酒酪烟辣过度，湿热熏蒸煎熬，日久形成湿热瘀毒之证。

2. 痞满（胃痞）

痞满，又称胃痞，系脾胃疾病中的一种常见病和多发病，是以患者自觉心下（即胃脘部）痞塞，胸膈胀满，反复发作2个月以上，触之无形，按之柔软，压之无痛，伴有食少、纳呆、嗳气、大便稀溏或排便不爽等为主要临床表现的病症，按部位可分为胸痞、心下痞等。根据痞证的临床表现，目前认为可见于慢性胃炎（包括非萎缩性胃炎和萎缩性胃炎）、功能性消化不良、胃下垂、胃肠功能紊乱、功能性胃排空延迟、慢性肝病（慢性肝炎、肝硬化）、慢性胆囊炎、肠易激综合征、肿瘤化疗后引起的消化道反应及糖尿病胃轻瘫（DGP）等疾病。

（1）病因：可归纳为饮食阻滞、误下伤中、痰气壅塞、七情失和、脾胃虚弱等。实责之于标，以痰、湿、食、滞壅塞不通为主要表现，诚如《兰室秘藏》指出：“脾湿有余，腹满食不化。”虚责之于本，多由脾胃素虚，内外之邪乘而袭之，使脾之清阳不升，胃之浊阴不降所致，阻碍中焦气机，而发为痞证。正如《证治汇补》曰：“大抵心下痞闷，必是脾胃受亏。”说明脾虚是痞证产生的内在因素，此即《医方考》所言：“痞，虚中之实也。”从痞证的症状、治法和用药来看，多属外感之邪已经内侵，以内伤（脾胃虚弱）为主。

（2）病机：以气滞为主。“痞”指胃痞，是由于胃主受纳、胃主通降的功能失职而引起的。“满”是指腹满，是脾主运化、脾气宜升的功能障碍所致，《素问·至真要大论》中记载：“诸湿肿满，皆属于脾。”脾与胃以膜相连，互为表里，密切相关。饮食不节、嗜酒肥甘、情志内伤、起居无常，均可导致脾胃功能受损，升降失司，中焦升降失常，不得流通，故作痞证。气机疏泄失职，壅塞中焦，郁久化热，故而导致虚实夹杂，寒热互结心下而成痞证。归纳痞证病机主要是气滞，气滞又常与郁热、痰浊、湿阻、食积等病理因素相联系。因此，痞证的病机特点为虚实夹杂，寒热互结。

一些学者通过整理研究经方、古医籍、临床实践及现代病因病机研究，对痞证的病因病机进行了总结论述。王驰指出古籍所论痞满的病因病机主要有饮食不节、起居不时、寒气侵犯、表邪内陷、湿热所侵、情志不和、痰气搏结以及脾胃内伤等方面，所涉及脏腑有肝、脾、胃等，并充分考虑到了患者的体质在发病中的影响。杨少军指出痞证病因中多有饮食不节及伤食积滞，食积、痰饮、湿浊阻滞中焦胃脘，痞滞不通是本病的中医基本病机之一，并且贯穿于该病的始终。王旭丹从脑肠轴探讨痞满肝胃不和证机制，认为神经系统对胃肠运动的调节是通过中枢神经系统、自主神经系统以及内源性肠神经系统来发挥作用的，其中任何一个环节出现问题都会影响胃肠的功能，出现蠕动不畅导致痞满。

（3）病位：在胃与脾，涉及肺和肝。痞证又称“心下痞”，心下是指中焦，《素问·五脏别论》云：“六腑者，传化物而不藏，故实而不能满也。”今中焦满而不实，胀塞不通，故当指脾胃为主。再从《伤寒论》中“心下痞，按之濡”一症看，说明病位在中焦脾胃，并无实物可据，是无形之邪，且无疼痛症状。由于胃气失于和降，可影响肺气之宣肃，而肺失宣肃，又可影响胃的和降功能，加重胃气的郁滞，胃与肝相邻，胃气不和与肝气郁滞又常密切相关，故“辛润下气，以治肺痹”“因嗔怒动肝，邪气入于厥阴”“邪遂入肝”，说明痞证的病位又常涉及肺肝。

3. 嘈杂

嘈杂俗名“嘈心”“烧心”，是指胃中空虚，似饥非饥、似辣非辣、似痛非痛、胸膈懊侬、莫可名状的一种病症，常兼有嗳气、吐酸等，亦可单独出现，多见于现代医学的功能性消化不良、反流性食管炎、慢性胃炎和消化性溃疡等疾病中。

“嘈杂”病名始见于宋代陈无择在《三因极一病证方论·痰饮》中的论述：“痰饮病者……症状非一……为呕为泻，晕眩，嘈烦。”元代朱丹溪在《丹溪心法·嘈杂》中云：“嘈杂是痰因火动，治痰为先。”朱丹溪在确立“嘈杂”称谓的同时初步阐发了其病因病机和治则。到明代嘈杂的概念逐渐明晰，张景岳《景岳全书》对嘈杂的定义为：“嘈杂一证，或作或止，其为病也，则腹中空空，若无一物，似饥非饥，似辣非辣，似痛非痛，而胸膈懊侬，莫可名状，或得食而暂止，或食已而复嘈，或兼恶心，而渐见胃脘作痛。”清代对嘈杂概念稍有补充，潘楫《医灯续焰·嘈杂》云：“其发也，如饥之欲食，甚则烦怫杂乱。”可见，自明代以后对于嘈杂的概念甚为明确，即是指胃中空虚、似饥非饥、似辣非辣、似痛非痛、莫可名状、时作时止的病证，可单独出现，又常与嗳气、吞酸并见的一组以自觉症状为主的证候。

（1）病因：多因饮食不节，情志不和，脾胃虚弱，营血不足所致。

饮食不节，暴饮暴食，损伤脾胃，或过食辛辣香燥，醇酒肥甘，或过用生冷黏滑难消化之食物，积滞中焦，痰湿内聚，郁而化热，痰热内扰而成嘈杂。

肝主疏泄，若忧郁恼怒，使肝失调达，横逆反胃，致肝胃不和，气失顺降而致嘈杂。

由于脾胃素虚，或病后胃气未复，阴分受损，或过食寒凉生冷，损伤脾阳，以致胃虚气逆，扰乱中宫而致嘈杂。

由于素体脾虚，或思虑过度，劳伤心脾，或因失血过多，皆能造成营血不足，使胃失濡润，心失所养，致嘈杂萌生。

（2）病机：嘈杂的病机以脾胃虚弱为本，痰湿、热邪、气郁等为标，胃失和降为发病关键。脾胃虚弱，可导致痰饮内生，或土虚木乘，若湿热或痰热久恋，日久阴液暗耗，或热病之后津液受戕，胃阴不足，濡润失司，致和降无能；或体质素弱，形瘦胃薄，复加生冷伤胃，饥饱伤脾，中气更馁，运化无力，水饮留滞，亦可导致嘈杂发生。

（3）病位：在胃，其发病与脾、肝关系密切。脾主运化，胃主受纳，脾为胃运化水谷精微，脾宜升则健，胃宜降则和，而脾胃土的健运又有赖于肝木的正常疏泄。大凡经常饥饱不一或饮食不节，日积月累，脾胃运化失常，致湿热或痰热中阻，胃失通降之职；或性格内向，常常郁郁寡欢，致肝失条达，横逆犯胃，肝胃不和，胃失和降，均可引发嘈杂。

（三）近代医家对慢性萎缩性胃炎的认识

慢性萎缩性胃炎病变脏腑主要在胃，与肝、脾、胆联系密切。病程较久、反复发作、久病多虚，表现为本虚标实、虚实夹杂证。脾胃虚弱为本，气滞、血瘀、湿热为标。在疾病发展过程中，脾胃虚弱与气滞血瘀常常互为因果，交错出现，贯穿于整个疾病的始终。中医认为其核心病机为气滞为主，常兼见食积、寒凝、热郁、湿阻、血瘀等，总属虚实夹杂。

赵欢等通过分析名中医治疗慢性萎缩性胃炎病因病机思路与用药规律，发现名中医总体认为慢性萎缩性胃炎是在脾胃虚弱情况下，外邪乘虚而入、饮食不节、药物伤胃、情志失常等多种病理因素反复长久刺激下所致，且各种致病因素之间相互影响，交织叠加。这些病理因素作用脾胃，使脾胃升降失常，中焦气机不利，气血化生不足，从而产生气滞、食滞、痰湿、寒凝、火郁、血瘀等各种病理产物。慢性萎缩性胃炎病机多以本虚标实为主，本虚主要为脾胃气虚、脾胃阴虚、脾胃虚寒、脾肾阳虚、血虚，标实有气滞、血瘀、湿热、寒湿、火郁、邪毒、痰湿、食滞，其中脾胃气虚、血瘀是名老中医最常考虑的病因病机，其次为气滞、湿热、阴亏等。

张声生教授认为慢性萎缩性胃炎发病多为脾胃虚弱，毒邪乘机内侵久致瘀阻，故以脾虚、毒邪、血瘀为病机关键。周斌教授认为肾虚、血瘀在慢性萎缩性胃炎发病中起重要作用，脾肾不足、胃络瘀阻是慢性萎缩性胃炎的主要病机，临床以补肾健脾、化瘀通络为治疗原则。魏品康教授认为痰邪内生是慢性萎缩性胃炎的发病核心，脾失运化，津失输布，聚而生痰，痰阻于胃而发病，气滞火郁等皆由痰而生。魏玮教授认为脾病多阳气虚，阴盛，见寒象；胃病多阴不足，阳盛，见热象，故中焦气机失常，脾胃受损，寒热错杂是慢性萎缩性胃炎的重要病机。蒋士生教授则以伏毒理论治疗慢性萎缩性胃炎，并将伏毒分为活动期和缓解期，以扶正透邪为治疗大法。王均宁等从脾阴学说研究慢性萎缩性胃炎，认为脾阴虚是慢性萎缩性胃炎的重要发病机制，脾阴为脾阳之基础，若脾阴虚，则阳无以用，随之运化失常。

三、古今医家治疗慢性胃炎经验

（一）古代医家论治

1. 张仲景

慢性胃炎在《伤寒论》称“心下痞”，仲景认为多因误下和误汗，致脾胃气机升降失常，阴阳失调，痞塞不通成痞；发汗不当或汗后调养不当，升降失和，气机壅滞为痞；饮食不节、情志失调、素体脾虚皆可为痞。仲景所创半夏泻心汤、旋覆代赭汤、黄芪建中汤等是治痞代表方剂。

2. 李东垣

主张“内伤脾胃，百病由生”，其以“升降浮沉”理论构建其脾胃学说，并据以阐释天地之气的变化规律，解释人体生理、病理现象，强调“补气升阳”是气机运行恢复正常的关键。脾胃枢机不利，则气机逆乱，发为痞病。

3. 张介宾

《景岳全书》以“痞满”之名设立专篇，提出“痞者，痞塞不开之谓；满者，胀满不行之谓，盖满则近胀，而痞则不必胀也。凡有邪有滞而痞者，实痞也；无物无滞而痞者，虚痞也。有胀有痛而满者，实满也；无胀无痛而满者，虚满也”。痞未必胀，满则有胀满之义，二者需辨明虚实。故痞与满，以虚实别之。①虚寒之痞。多由忧思、劳倦、饮食或病后脾气未复等所致，当“只宜温补，不可行滞”，方用四君子汤、异功散、五福饮、温胃饮、理中汤、圣术煎等。②饮食伤致痞。辨有无食滞而分别论治，食滞者多为实证，用和胃饮、枳术丸、大和中饮等；无食滞者，当扶脾气，方用异功散、五福饮、厚朴温中汤等。③实滞之痞。湿盛以平胃散、厚朴汤、五苓散，寒滞以厚朴温中汤、和胃饮，痰饮以二陈汤、橘皮半夏汤，气郁以解肝煎。

治疗胃脘痛具有以下特点：①治则以扶正补虚、温补脾胃为主，辅以理气健脾、疏肝和胃，用药多甘温甘平、化湿渗湿之品。②善于调整阴阳，用温补药的同时，擅用补阴药，如偏于甘温补阴之熟地黄、当归等，偏于甘平养阴之山药、酸枣仁等，甘寒补阴之白芍、石斛等。立方用药遵“扶阳不忘补阴，补阴不离扶阳”。阴阳并调，使肝血得盈，脾土得健，胃腑得荣，胃痛得止。③治法灵活，补中有泻。温补脾胃的同时，药以辛柔和血、辛香理气、芳香化湿和淡渗利湿之品，使肝气调和，畅达中土，脾升胃降，从而气血调畅，清浊各归其道，则中焦自安，胃脘痛自止。

4. 叶天士

提出脾胃分治、胃分阴阳的观点，创立“胃阴学说”，重视甘润养胃阴之法。脾胃理论体系源于《黄帝内经》，发展于《伤寒论》，成熟于《脾胃论》，经由叶天士“脾胃异治”“胃阴学说”理论而完善。

脾胃异治：叶天士认为，脾与胃虽同属中土，但其功能有别，喜恶不同，故提出了“胃喜润恶燥”的观点，弥补了东垣温补脾阳学说之不足，而且为创制养胃阴一法奠定了理论基础。叶氏认为东垣升降之法，常用四君子汤、异功散、补中益气汤等是针对脾气虚所设，针对胃腑提出“腑宜通即是补，甘濡润，胃气下行，则有效验”。

胃阴学说：叶天士继承了仲景的护胃阴的思想，又对于脾阳不虚、胃有燥火的患者应该另辟治疗途径。“脾阳不虚，胃有燥火”，或病后伤及肺胃之津液，以致虚痞不食，舌绛咽干，烦渴不寐，便不通爽。此应以甘平或甘凉濡润之品，以养胃阴，使津液来复，通降自行。麦门冬汤去半夏，以沙参易人参加石斛、玉竹、甘蔗汁，治疗木火升腾、灼烁胃阴的病证。

（1）对于痞满的治疗，不同证型有所差别。①肺气不降致痞满，叶氏认为胃之降浊与肺之通降密切相关，肺失宣降则胃失和降。常用陈皮、杏仁、桔梗、枇杷叶等。②热邪伤津而成痞，叶氏提出“热气痞结、胃汁消烁”，治当以黄芩、黄连泄热，白芍、乌梅养阴。③痰浊、气滞于中焦，痰阻湿盛者，予半夏、茯苓、石菖蒲、佩兰、白豆蔻等。④中焦阳虚不运，久病入络，遵仲景之法予苓桂术甘汤、建中汤，或温中之法。

（2）治疗胃脘痛，应根据“通则不通”的原则辨证施治。邪实者，疏而导之，令其通达；不足者，补而行之，复其通畅。①疏肝和胃法：叶氏主张“凡醒胃必先制肝”“肝病及胃，当苦辛泄降，少佐酸味”，以金铃子散加减。若气郁化火加黄连、栀子等，如胁痛加柴胡、钩藤等。②祛瘀通络法：胃脘痛久延不愈，由气及血，即“久病入络”，叶氏用药以桃仁、当归、蒲黄、五灵脂、郁金等为主。病情较顽固者，酌情加入虫类药物来搜剔络道。③滋养胃阴法：常见胃痛若嘈、呕逆不能食、咽干等症，治宜养阴益胃、平肝息风，以麦门冬汤为加减，常加用生地黄、石决明、枸杞子、石斛等药。④温阳健脾法：治疗以辛通为主，以桂枝、半夏、延胡索、茯苓、高良姜等通补并用；如脾阳衰败，食油腥之物胃脘即痛，则以参附汤加味；如阳虚甚者治以桂枝附子汤，同时要注意温补肾阳。

5. 陈士铎

《辨证录·中满门》中阐述了辨治“中满”的思想。他提出“中满之症，实由于脾土之衰”，即认为痞满关键在于脾的运化功能减弱或障碍，并提出治疗中满的四法。

（1）饮食后，“胸中倒饱”为脾气虚、脾失健运所致，当用温补之药健脾气，误用攻下更伤肾中相火，使中满加重。拟用温土汤（人参，白术，茯苓，萝卜子，薏苡仁，芡实，山药，肉桂，谷芽）。

（2）“气郁既久，未有不气虚者也”，气郁日久之胀满常兼有气虚，提出“解郁不兼补气，难化其食”。拟用快膈汤（人参，茯神，白芍，白芥子，萝卜子，槟榔，神曲，枳壳，柴胡，薏苡仁）。

（3）“人有未见饮食则思，既见饮食则厌，乃勉强进用，饱塞于上脘之间”，饥不欲食，陈士铎认为“心包之火不足，又何能生胃”，即心包火衰致脾胃气虚而成胀满。拟用生胃进食汤（四君子，炒枣仁，远志，山药，神曲，高良姜，枳壳，干姜）。

（4）“胃为肾之关，肾气不得上，胃关不得开”，强调胃之功能取决于肾气的强弱。腹满伴肾虚证，拟用金匮肾气丸及熏脾汤（熟地黄，白术，山茱萸，补骨脂，杜仲，附子）。

（二）现代专家辨证论治共识

有学者通过检索中国生物医学文献数据库、中国知网全文数据库、万方数据库和重庆维普中文期刊数据库，纳入有关 CNAG、CAG 证候的流行病学调查研究及中医临床辨证分型治疗研究，探讨 CNAG 与 CAG 的证候、证素分布规律及差异。结果共纳入文献 241 篇，其中 CNAG 文献 64 篇，CAG 文献 177 篇，共计病例数 36315 例。其中 CNAG 病例 11535 例，

CAG 病例 24780 例。CNAG 常见证候类型依次为肝胃不和证、脾胃气虚证、脾胃湿热证、脾胃阳虚证、胃阴亏虚证、瘀阻胃络证，CAG 常见证候类型依次为肝胃不和证、胃阴亏虚证、脾胃气虚证、脾胃湿热证、脾虚气滞证。

另有研究通过全面检索国内公开发表的 CAG 及胃癌前病变相关的证型、证素研究文献，文献纳入时间为各数据库建库至 2018 年 10 月 31 日，依据纳入与排除标准筛选文献，将 CAG 癌变过程依据病理结果划分为 CAG、CAG 伴肠上皮化生（IM）、CAG 伴上皮内瘤变（IN）三个阶段，采集各个阶段证型、证素信息并录入数据库，进行统计分析，以探索慢性萎缩性胃炎（CAG）癌前病变证型、证素的演变规律。结果共纳入 33 篇 CAG 证型、证素研究文献，共报道病例数 9261 例。在 CAG 癌变过程中，基本证型为脾胃气虚证、脾胃湿热证、胃阴亏虚证、肝胃不和证、瘀阻胃络证、脾胃阳虚证。其中，脾胃气虚证、胃阴亏虚证、肝胃不和证多见于 CAG 阶段，脾胃湿热证多见于 CAG 伴 IM 阶段，瘀阻胃络证、脾胃阳虚证更多见于 CAG 伴 IN 阶段。研究表明 CAG 癌前病变的证型、证素呈现“虚实夹杂、因虚至实、因实致虚”的演变规律。脾胃气虚证为核心证型，气虚、气滞证素贯穿疾病始终。疾病病位在胃，与肝、脾相关。

根据多个临床调查，慢性胃炎患者的中医证候位居前 5 位的依次为：脾胃虚弱证、肝气犯胃证、脾胃湿热证、胃阴不足证、胃络血瘀证。

根据慢性胃炎的病理类型以及 Hp 感染与否进行分层分析，慢性浅表性胃炎患者中医证候以中焦湿热证为主；慢性萎缩性胃炎则以脾胃虚弱、肝胃不和、脾胃湿热、胃阴不足 4 种证候为多见，临床本病病理性质多属本虚标实；Hp 相关的慢性胃炎以脾胃湿热证、脾胃虚弱证和肝胃不和证为主。

1.《慢性萎缩性胃炎中医诊疗共识意见》

将慢性萎缩性胃炎分为 6 型进行论治。证型需要主症必备，加次症 2 项以上即可诊断。此外，以下证型可单独出现，也可相兼出现，临床应在辨别单一证型的基础上辨别复合证型。

（1）肝胃气滞证

主症：①胃脘胀满或胀痛；②胁肋胀痛。

次症：①症状因情绪因素诱发或加重；②嗳气频作；③胸闷不舒；④舌苔薄白；⑤脉弦。

治法：疏肝解郁，理气和胃。

主方：柴胡疏肝散（《景岳全书》）加减。

药物：柴胡、香附、枳壳、白芍、陈皮、佛手、百合、乌药、甘草。

（2）肝胃郁热证

主症：①胃脘饥嘈不适或灼痛；②脉弦或弦数。

次症：①心烦易怒；②嘈杂反酸；③口干口苦；④大便干燥；⑤舌质红，苔黄。

治法：疏肝和胃，解郁清热。

主方：化肝煎（《景岳全书》）合左金丸（《丹溪心法》）加减。

药物：柴胡、赤芍、青皮、陈皮、龙胆草、黄连、吴茱萸、海螵蛸、浙贝母、牡丹皮、山栀、甘草。

（3）脾胃虚弱证（脾胃虚寒证）

主症：①胃脘胀满或隐痛；②胃部喜按或喜暖。

次症：①食少纳呆；②大便稀溏；③倦怠乏力；④气短懒言；⑤食后脘闷；⑥舌质淡，脉细弱。

治法：清热化湿，宽中醒脾。

主方：黄连温胆汤（《六因条辨》）加减。

药物：黄连、半夏、陈皮、茯苓、枳实、苍术、厚朴、佩兰、黄芩、滑石。

（4）脾胃湿热证

主症：①胃脘痞胀或疼痛；②舌质红，苔黄厚或腻。

次症：①口苦口臭；②恶心或呕吐；③胃脘灼热；④大便黏滞或稀溏；⑤脉滑数。

治法：健脾益气，运中和胃。

主方：六君子汤（《太平惠民和剂局方》）加减。

药物：黄芪、党参、炒白术、干姜、茯苓、半夏、陈皮、砂仁、炙甘草。

（5）胃阴不足证

主症：①胃脘痞闷不适或灼痛；②舌红少津，苔少。

次症：①饥不欲食或嘈杂；②口干；③大便干燥；④形瘦食少；⑤脉细。

治法：养阴生津，益胃和中。

主方：沙参麦冬汤（《温病条辨》）加减。

药物：沙参、麦冬、生地黄、玉竹、百合、乌药、石斛、佛手、生甘草。

（6）胃络瘀血证

主症：①胃脘痞满或痛有定处；②舌质暗红或有瘀点、瘀斑。

次症：①胃痛拒按；②黑便；③面色暗滞；④脉弦涩。

治法：活血通络，理气化瘀。

主方：丹参饮（《时方歌括》）合失笑散（《太平惠民和剂局方》）加减。

药物：丹参、檀香、砂仁、蒲黄、五灵脂、香附、延胡索、三七粉。

附：中成药治疗

胃复春：适用于脾虚气滞或胃络瘀阻证。

荆花胃康胶丸：适于肝胃不和、寒热错杂与胃络瘀阻证。

摩罗丹：适用于脾虚气滞或胃络瘀阻证。

达立通颗粒：适用于肝胃郁热证。

气滞胃痛颗粒：适用于肝郁气滞证。

荜铃胃痛颗粒：适用于气滞血瘀证。

温胃舒胶囊：适用于脾胃虚寒证。

小建中胶囊：适用于脾胃虚寒证。

养胃舒胶囊：适用于气阴两虚证。

枳术宽中胶囊：适用于脾虚气滞证。

胃苏颗粒：适用于气滞胃痛证。

2.《慢性非萎缩性胃炎中西医结合诊疗共识意见（2017 年）》

将慢性非萎缩性胃炎分为以下 5 型进行论治。

（1）脾胃湿热证

主症：①胃脘胀痛；②口黏且苦。

次症：①大便黏滞不爽；②脘腹灼热；③纳呆泛恶；④身重困倦。

舌脉：舌红，苔黄腻；脉濡数或滑数。

治法：清热除湿，理气和中。

主方：连朴饮（《霍乱论》）。

药物：黄连、厚朴、石菖蒲、法半夏、芦根、茵陈、生薏苡仁。

（2）肝胃不和证

主症：①胃脘胀痛连胁，嗳气或矢气可缓；②脘痞不舒，情绪不遂复发或加重。

次症：①嗳气频作；②嘈杂反酸；③善太息。

舌脉：舌淡红，苔薄白；脉弦。

治法：疏肝和胃，理气止痛。

主方：柴胡疏肝散（《景岳全书》）。

药物：柴胡、佛手、川芎、香附、郁金、陈皮、枳壳、白芍、炙甘草。

（3）寒热错杂证

主症：①胃脘痞满；②饥不欲食，食后胀痛。

次症：①胃脘怕冷或嘈杂；②口干或苦；③大便干或溏滞不爽。

舌脉：舌淡红，苔黄或黄白相间；脉弦细。

治法：寒热平调，消痞散结。

主方：半夏泻心汤（《伤寒论》）。

药物：半夏、黄芩、干姜、人参、炙甘草、黄连、大枣。

（4）脾气虚证

主症：①胃脘隐痛，遇劳而发；②食欲不振或食后胀甚。

次症：①神疲懒言；②倦怠乏力；③口淡不渴；④大便稀溏；⑤排便无力；⑥面色萎黄。

舌脉：舌淡或伴齿痕，苔薄白腻；脉缓弱或沉弱。

治法：益气健脾，和胃除痞。

主方：香砂六君子汤（《医方集解》）。

药物：党参、炒白术、茯苓、法半夏、陈皮、木香、砂仁、炙甘草。

（5）脾胃虚寒证

主症：①胃脘隐痛不休，空腹痛甚、得食可缓，或痛喜温按；②泛吐清水。

次症：①大便稀溏甚则完谷不化；②面色无华；③四末不温。

舌脉：舌淡胖伴齿痕，苔白腻；脉沉迟无力。

治法：温中健脾，和胃止痛。

主方：黄芪建中汤（《金匮要略》）。

药物：黄芪、桂枝、生姜、白芍、饴糖、大枣、炙甘草。

附：中成药治疗

香砂六君丸：益气健脾，理气宽中。适用于脾虚气滞证之嗳气纳呆，脘腹胀满，大便溏泄。

香砂理中丸：健脾和胃，温中行气。适用于脾胃虚寒，气滞腹痛，反胃泄泻。

胃乃安胶囊：补气健脾，活血止痛。适用于脾胃气虚、瘀血阻滞所致胃脘隐痛或刺痛，纳呆食少。

温胃舒胶囊：温胃止痛。适用于胃脘冷痛，饮食生冷，受寒痛甚。

气滞胃痛颗粒：疏肝和胃。适用于肝胃不和、气滞之胃脘胀。

荜铃胃痛颗粒：行气活血，和胃止痛。适用于气滞血瘀所致的胃脘痛以及慢性胃炎。

三九胃泰颗粒：清热燥湿，行气活血，柔肝止痛。适用于湿热内蕴、气滞血瘀所致脘腹隐痛，饱胀反酸，恶心呕吐，嘈杂纳减。

胃苏颗粒：理气消胀，和胃止痛。适用于肝胃气滞所致胃脘胀痛，窜及两胁，郁怒则甚，胸闷食少，排便不畅，得嗳气或矢气则舒。

荆花胃康胶丸：理气散寒，清热化瘀。适用于寒热错杂、气滞血瘀所致之胃脘胀闷，疼痛，嗳气，反酸，嘈杂，口苦。

达立通颗粒：清热解郁，和胃降逆，通利消滞。适用于肝胃郁热所致胃脘胀满，嗳气纳差，胃中灼热，嘈杂泛酸，脘腹疼痛，口干口苦。

枳术宽中胶囊：健脾和胃，理气消痞。适用于胃痞（脾虚气滞）所致呕吐，反胃，纳呆，反酸等。

（三）现代脾胃名家辨证论治慢性胃炎

1. 董建华

以“通降论”治疗慢性胃炎。①恢复元气，治当补虚：董教授认为脾胃虚弱，纳化失权，不得清气之温煦，反得浊气之损害，故以通补为宜。当首护脾胃之气，恢复其纳化、升降之功，再考虑与气滞、湿阻、食积、痰结等相因为患。②开其郁滞，治在通降：滞是慢性萎缩性胃炎的重要病理特点。脾胃虚弱，郁滞自生。伤阳者滞而不运，伤阴者涩而不行，治疗或温或清，或补或泻，总以开其郁滞、调其升降为目的。③热由郁生，治在泻热：对于兼热证的萎缩性胃炎，认为胃为阳土，气机郁闭，热自内生，加之患者进温补之品，气机郁塞，或饮食厚味，生湿蕴热，验之临床，舌苔黄腻，胃中灼热。治以通腑泻热，给邪出路。

2. 路志正

在总结前人经验的基础上，结合现代人的疾病特点，路教授提出“持中央、运四旁；怡情志、调升降；顾润燥、纳化常”的治疗原则。方药擅用石斛梅花汤、参荷二梅汤。

3. 周学文

周教授认为慢性萎缩性胃炎病机是脾胃虚弱为本，肝胃郁热为标，气血瘀滞为变，治疗上以调节脾胃升降为主，活动期配以清热解毒，全程使用活血化瘀药：①调节脾胃升降乃治病求本之义，应贯穿于治疗始终。肝胃同治，四逆散、越鞠丸、柴胡疏肝散加减；胆胃同治，立“利胆清热，荣络护膜”法；脾胃同治，辨证以黄芪建中汤、半夏泻心汤治疗。②慢性萎缩性胃炎活动期注意清热解毒，周教授认为 Hp 感染与活动期 CAG 关系密切，Hp 感染为毒热水邪，结于胃造成血败肉腐。脾胃虚弱是 Hp 入侵人体的前提之一；脾胃湿热、肝胃郁热为 Hp 的生长繁殖创造了良好条件。此时治疗关键为清热解毒，祛腐生肌，护脾和胃，托毒生肌，活血化瘀。

4. 李佃贵

李教授认为慢性萎缩性胃炎浊毒的产生与肝关系密切，证型分为肝气郁滞证、肝气犯胃证、肝脾不和证、肝郁化火证，治以化浊解毒调肝，兼以疏肝理气、柔肝和胃、抑肝扶脾、疏肝泄热。

5. 邓铁涛

邓老认为萎缩性胃炎实为本虚标实的虚损。本虚主要为脾亏虚于阳与阴液，标实多为虚损之后所继发。胃阴受损则剥苔，标志着病之进退；胃络瘀阻，胃失于滋润濡养是导致胃腺体萎缩的重要病机。在治法上主张补脾气，养胃阴，切勿骤投大温大补之剂，灼其胃阴；用药不能过于滋腻，以免壅阻脾之阳气；活络祛瘀要防破血太过；清退虚热要防伤阳。

6. 李振华

李教授认为慢性萎缩性胃炎的病位在胃，久病多虚，其基本病机为脾胃气虚。基于脾、胃、肝的生理、病理特点及相互间的特殊关系，李老提出脾易虚、胃易滞、肝易郁的发病特点及脾宜健、胃宜和、肝宜疏的治疗特色，认为在这三脏腑之中的任何一者患病，必或多或少地波及其余二者，这一理论在李老治疗慢性萎缩性胃炎时所制立的香砂温中汤中有所体现。

7. 颜德馨

颜教授推崇李东垣“脾胃内伤、百病由生”的观点，提出“脾统四脏”论点，“补脾胃，升阳明”治法。颜教授提出了“气为百病之长，血为百病之胎”“久病必有瘀，怪病必有瘀”的学术观点及调气活血为主的“衡法”治则。

8. 裘沛然

裘教授认为慢性萎缩性胃炎病机与脾、肝、胆的关系至为密切，虚实夹杂、寒热交错。虚为脾胃气阳虚亏，实乃气滞、血瘀、湿阻、痰浊等。提出治疗大法为崇尚辛散苦泄、甘缓酸收之法。

9. 周仲瑛

周教授治疗慢性胃炎强调“酸甘化阴”是治疗本病的重要方法，提出“凉润、柔润、温润”的思路。①甘凉法：将酸味药与甘寒滋阴重剂合用，使两阴相济，以资助胃液和肝阴。②酸甘柔润法：将酸味药与甘平养阴轻剂合用，以化阴生津，调养肝胃。③酸甘温润法：在酸甘柔润法的基础上，配合甘温补气药，以益气养阴。

10. 张镜人

张教授治疗慢性胃炎活用名方，长于调气活血，喜用解毒药及早控制传变过程，促其逆转，虚寒兼顾，寒温得宜，升降并调，气血同治。并认为生活调摄是堵截胃炎的关键，治以调气活血。张教授主持的“调气活血法治疗慢性萎缩性胃炎”的课题研究，首先打破了“胃黏膜腺体萎缩不可逆转”的观念，自制“愈胃灵颗粒剂”经临床应用效果显著。

11. 李乾构

李教授治疗慢性胃炎：①首辨“虚”“瘀”。本病初起在气，久病则由气及血。②强调临证既病防变，防止疾病恶化。③认为幽门螺杆菌感染的慢性萎缩性胃炎患者多为外邪侵袭、湿热中阻为患。④临床擅长使用对药，相须相使，复方用药。如善用白术、莪术二药配用补气健脾，行气活血，散结消痞；茵陈、虎杖清中除湿；青皮、陈皮理气消胀；柴胡、郁金合用疏肝理气。

12. 唐旭东

唐教授将慢性萎缩性胃炎按病机分为 4 型：脾虚气滞型，治以香砂六君子汤加减；肝胃不和型，治以香苏饮加减；湿热内阻型，治以半夏泻心汤加减；胃阴亏虚型，治以麦门冬汤加减。承袭董老脾胃“通降论”的思想，创立脾胃病临床辨证新八纲——脏腑、虚实、气血、寒热，以落实“通降论”之理论：辨脏腑——以明确发病病位为辨证基础；辨虚实——以明确病证特性为辨证要点；辨气血——以明确在气在血为辨证中心；辨寒热——以明确机体状态为辨证要素。

13. 张声生

张教授认为慢性萎缩性胃炎为本虚标实之证，本虚以脾胃气阴两虚为主，标实有气滞、血瘀、热毒。他从中医辨证论治、整体观念的基本原则出发，根据内镜下病变的具体表现、病理检查结果指标进行微观辨证。宏微相参，用药鲜明，重视血瘀在病变过程中的关键作用：胃黏膜陈旧性出血，加仙鹤草、茜草、煅赭石凉血止血；肠上皮化生，加生薏苡仁，重用白花蛇舌草、浙贝母、生蒲黄清热化湿；不典型增生，加用仙鹤草、半枝莲、炮山甲、浙贝母、刺猬皮等活血软坚散结；胃黏膜花斑样改变、黏膜高低不平或见小结节时，酌情选用丹参、赤芍、莪术、山慈菇、五灵脂等改善胃黏膜微循环。此外，张教授擅于疏导患者，增强其治疗信心，保持心情舒畅，多加用合欢花、白梅花、玫瑰花、郁金等具有解郁宽心功效的药物，更有利于患者病情的缓解或较快康复。

14. 单兆伟

单教授擅用四法论治慢性萎缩性胃炎，气病分为脾胃气滞证和肝气犯胃证，虚病分为脾虚证和肾虚证，瘀病分为寒凝证、气虚证及胃阴虚证，毒病分为 Hp 感染和癌毒，治疗从疏调气机、健脾补虚、散寒化瘀、祛毒抗癌等角度进行治疗。

15. 曾升海

曾教授治疗慢性萎缩性胃炎分 5 型：肝气犯胃证，治以柴胡郁金汤；气阻湿滞证，治以枳实厚朴汤；脾胃虚弱证，治以补中益气汤；胃阴不足证，治以沙参麦冬汤；湿浊中阻证，治以藿朴夏苓汤。

16. 董筠

董教授将慢性萎缩性胃炎分为脾胃湿热夹瘀证和胃阴不足兼热证，前者治以平胃散加减，后者治以益胃汤合柴胡疏肝散加减。

研究名中医治疗慢性萎缩性胃炎的病因病机分析思路与用药规律，发现慢性萎缩性胃炎病机以虚实夹杂、寒热错杂为主。统计发现，名老中医临床治疗慢性萎缩性胃炎，主要以健脾益气、活血化瘀为首选治疗大法，疏肝和胃、清热化湿、益气养阴。其次，依据名老中医治疗慢性萎缩性胃炎用药分布特点可以看出，用药方面总体结合病机，依法遣方用药。常用补虚药有炙甘草、白术、党参、黄芪、白芍、北沙参、麦冬、石斛、玉竹等，意在健脾益气、补血养阴；治血瘀常用药物有丹参、莪术、桃仁、郁金、三七、白及、白茅根，意在活血化瘀、收敛止血、凉血；治湿热甚者常用药物有半夏、砂仁、茯苓、厚朴、黄芩、黄连、牡丹皮，意在清热燥湿化痰、化湿行气利水；治气机不畅常用药物有陈皮、柴胡、香附、枳壳、川楝子、厚朴、佛手、木香，意在疏肝理气解郁、调理周身之气机；治食积伤胃常用药物有鸡内金、莱菔子，意在消食化滞，恢复脾胃纳运之功。

四、半夏泻心汤与慢性胃炎

从中医角度来看，慢性胃炎→慢性萎缩性胃炎→胃癌前病变是一个长期慢性病变过程，久病多虚，阴阳失和，病机总属本虚标实，其本虚为脾胃气血双亏，标实为寒热错杂、痰湿凝滞、瘀毒内阻。寒热错杂，阻滞中焦，致脾胃升降失调，是其病机关键。“阴平阳秘，精神乃治”是对正常生理活动的概括，一旦阴阳失和即是病态，疾病的发生、发展是阴阳失调所致，“阴阳离决，精气乃绝”。中医治病强调辨证论治，协调阴阳，若机体能够达到相对平衡的状态，即“阴平阳秘”，使胃黏膜微环境保持稳态，那么即可使之长期处于不发病的状态，甚至发生逆转，为胃癌的防治提供一个新的思路及方法。

仲景所创半夏泻心汤是“和法”的代表方剂之一，本方寒热互用以和其阴阳，苦辛并进以调其升降，补泻兼施以顾其虚实，这些是其组方特点。半夏泻心汤针对慢性胃炎的主要病机，以益气健脾、寒热平调、消痞除满为基本大法。方中以苦味的黄连、黄芩苦降泄热，以清泄胃火；以辛味的干姜、半夏辛开散痞，以温燥脾湿；配甘味的党参、甘草、大枣之甘温益气、健脾、补虚治脾胃之虚。诸药相配，寒热并用，辛开苦降，补气和中，诸证息平。全方调和寒热，虚实兼顾，脾胃同治，使胃肠调和，升降复常，恢复胃肠的生理功能，可作为治疗慢性胃炎的基础方，以下就半夏泻心汤的组方及配伍特点进行简述。

1. 辛开苦降，调和脾胃

《素问·阴阳应象大论》云：“辛甘发散为阳，酸苦涌泄为阴。”中医理论中“辛升”属阳，“苦降”属阴，辛开苦降则气机升降有序，即为“阴阳调和”，故辛开苦降之法应用于脾胃气机、阴阳升降失常之病，可使脾胃气机恢复、阴阳相合，脾主运化与胃主受纳功能可相互协调，促进食物消化。

《临证指南医案》言：“脾宜升则健，胃宜降则和。”辛味发散，可助脾气升清，苦味主降，可助胃气通降，故脾升胃降与“辛开苦降”之法相合。脾胃病多脾升胃降失常，气滞阻滞中焦，在脾胃病中表现为升降不及、升降反作、升降失调。运用辛开苦降之法，则脾胃升降有序，中焦气机调畅，并使水谷精微输布全身，营养机体。

《温病条辨》曰："非苦无能胜湿，非辛无能通利邪气。"在生理特性方面，脾喜燥恶湿，胃喜润恶燥；辛味可行气，苦味可燥湿，辛开苦降可使脾胃燥湿相济，调和脾胃生理特性。此外，脾胃病日久，脾之阳气渐损，寒从中生，同时胃气不降，郁久成热，故可见脾胃寒热错杂之证，应用辛开苦降之法，即辛温与苦寒之药共下，可奏平调脾胃寒热之功，则脾胃寒热错杂之病可愈。

由此可见，辛开苦降之法可使脾胃纳运相合、升降相因、燥湿相济、寒热平调，以正常完成食物的消化吸收及水谷精微的输布。

2. 半夏泻心，方证相应

半夏泻心汤的主要功效为"泻心"。泻心的"心"并不是指心脏器官，而是指心下部位，即上腹部。泻心就是泻除心下部位的邪气，消除心下部位的痞满症状，所以名谓泻心，实则泻胃。王又原在《古今名医方论》中说："然胃居心下，心下痞者，胃痞也。不曰泻胃，而曰泻心，恐混以苦寒，伤其胃阳，又误为传入阳明，以治阳明之法治之也。此仲景之微旨也。""痞"通"否"，是《周易》六十四卦之一，论否卦之义，乃天气不降，地气不升，天地不交，升降失调，痞塞不通，故痞证乃升降失常所致。中焦乃脾胃所居，是气机升降之枢纽，脾胃气虚，则升清降浊之力减弱，清气不升，浊阴不降，气机阻滞故而为痞。半夏泻心汤的用药配伍讲究辛开苦降，恢复脾胃正常的升降功能，故用以治疗心下痞，证药相吻，效如桴鼓。

半夏泻心汤方证为本虚标实之证，客邪上逆为主要矛盾，但脾胃已虚也是必须考虑的因素。从方药组成及用量可知，方以驱邪为主，兼顾扶正。攻邪之品先入于胃，凭借胃气发挥其祛邪作用。纵观全方，一方面用辛开苦降，寒温并投以祛"客邪"，另一方面用甘温调补以扶正，同时正复方能邪祛，也是驱除"客邪"之前提。故全方起到了辛开苦降、补泻兼施、上下复位、中气得和、痞证自除的作用。

3. 半夏泻心汤的配伍法则

对半夏泻心汤的用药特点和配伍关系进行分析时，历代医家多以辛、苦、甘五味的不同，将该方药物分为辛味药组（半夏和干姜）、苦味药组（黄芩和黄连）及甘味药组（人参、甘草和大枣）。现代有人用数理统计方法对其进行模糊聚类分析，亦将方中药物分为3类：半夏、干姜，黄芩、黄连，人参、甘草、大枣，结果与传统分类法相一致，可见按药物性味的不同对半夏泻心汤的用药特点和配伍关系进行分析具有合理性和可行性。

（1）辛味药物姜、夏：辛以散之。此说认为痞证为气结，故用辛以散气而应之。如成无己《伤寒明理论》："辛走气，辛以散之，散痞者，必以辛为助。"方有执《伤寒论条辨》："半夏、干姜辛以散虚满之痞。"吴昆《医方考》："姜夏之辛，所以散痞气。"

辛以升之。此说认为半夏泻心汤证的病机是"天气不降，地气不升"，故以"辛甘升地气"解释半夏、干姜的作用。如张锡驹《伤寒直解》："用半夏以启一阴之气……干姜、人参、大枣助地气之上升。"

（2）苦味药物芩、连：苦以泄之。此说认为用苦味药以泄心膈之热。成无己："苦入心而泄热，黄芩、黄连之苦以泄痞热。""苦先入心，以苦泄之。泻心者，必以苦为主。"方有执："黄芩、黄连苦以泄心膈之热。"缪遵义："加芩连之苦降以泄心膈之蕴热。"吴昆："芩连之苦，所以泻痞热。"许宏："若此痞结不散，故以黄连为君，苦入心以泄之。"

苦以降之。此说与辛升说相对，认为用苦味药以降气。陈修园："芩连大苦，以降天气。"尤怡："中气既痞，升降失常，……黄芩、黄连苦以降阳，阴升阳降，痞将自解。"

苦以去湿。此说认为用苦味药以燥湿。庞安时："苦能祛湿，兼通心气。"张璐《伤寒缵论》："黄芩、黄连以除湿热。"

（3）甘味药物参、草、枣：甘以缓之。此说认为用甘味药以缓急。如成无己："脾欲缓，急食甘以缓之，人参、甘草、大枣之甘以缓之。"汤本求真："佐甘草、大枣以解挛缓急，诸药相和，以退胸中之热逐水气。"

甘以调之。此说认为用甘味药一调脾胃之阴阳，二调寒热之相逆。如柯琴："用参甘大枣者，调既伤之脾胃，且以壮少阳之枢也。"文梦香："人参、甘草、大枣以和脾胃之阴阳。"庞安时："又甘草力大，故干姜黄连不相恶也。”

甘以补之。此说认为用甘味药以补脾胃。如成无己：“阴阳不交曰痞，上下不通为满，欲通上下，交阴阳，必和其中。所谓中者，脾胃是也。脾不足者，以甘补之，故用人参、甘草、大枣为使，以补脾胃而和中，中气待和，上下得通，阴阳得位，水升火降，则痞消热已。”方有执：“人参、甘草，甘以益下后之虚，大枣甘温，润以滋脾胃于健。”尤怡：“其所以泄与散者，虽药之能，实胃气之使也。用参、草、枣者，以下后中虚，故以益气，而助其药之能也。”吴昆：“已下之后，脾气必虚，人参、甘草、大枣，所以补脾之虚。”程应旄：“阴阳交互，枢机全在于胃，故复补胃家之虚，以为之斡旋，其与实热入胃而泻其蓄满者大相径庭。”

（4）辛开苦降调气机，甘温调补扶正气：各家对半夏泻心汤配伍意义的解释虽然略有差异，但不外辛以升散之，苦以降泄之，甘以调补之，其基本精神是一致的，总结半夏泻心汤的配伍特点有以下几点。

①辛开苦降，协调升降。《素问·至真要大论》曰：“辛甘发散为阳，酸苦涌泄为阴。”提出药物具有辛散、苦泄的不同功用，以及辛、苦药物运用的规律。仲景发挥这一指导思想，根据痞证中焦气机不利、升降失调的病机特点，创辛开苦降之法，用半夏、干姜之辛散，合黄芩、黄连之苦降，以协调恢复中焦气机升降之职。苦辛合用，寓开于泻，通而有降，使清阳得升，浊阴得降，中焦气机升降复常，则脾气不升之下利和胃气不降之呕吐诸症自除。

②寒温并投，调和阴阳。《素问·至真要大论》曰：“寒者热之，热者寒之。”《神农本草经》曰：“疗寒以热药，疗热以寒药。”本证所见嘈杂、心烦、反酸等症状为热证表现，畏寒喜暖、厌食乏力、消瘦便溏等症状为寒证表现，仲景针对本证寒热错杂的病机特点，制寒温并投之法，用芩、连之寒合姜、夏、参、草、枣之温，相反相成，相得益彰，使脾胃阴阳和调，且辛开散寒无劫阴之弊，苦泄清热无碍阳之害。

③扶正祛邪，并理虚实。《灵枢·百病始生》曰：“察其所痛，以知其应，有余不足，当补则补，当泻则泻，毋逆天时，是谓至治。”本证呕、利、痞是气机壅滞、痰湿中阻所致邪实的表现，而素体脾虚、外邪所伤的发病特点反映了脾胃气虚的正虚根本。仲景重视正气在疾病发生发展过程

中的主导作用，针对本证虚实并见的病机特点，采用扶正祛邪并用之法。一方面秉承辛开苦降、寒温并投的思路，用辛开涤痰、苦燥化湿以祛邪，另一方面用甘温调补以扶正，尽快恢复中焦脾胃功能。同时正复方能邪祛，脾胃功能的恢复也是祛除痰湿之邪的前提。

刘渡舟老先生对半夏泻心汤的配伍意义更有精辟论述："半夏、干姜辛开而温，以散脾气之寒；黄芩、黄连苦泻而寒，以降胃气之热；人参、甘草、大枣甘温调补，和脾胃，补中气，以复中焦升降功能，此即辛开苦降甘调之法。"此法与半夏泻心汤证的病机环环相应，丝丝相扣，故可将半夏泻心汤的配伍法则概括为"辛开苦降甘调"，即"辛开苦降调气机，甘温调补扶正气"。

4. 半夏泻心汤配伍法则对后世的影响

仲景宗《内经》升降相因说，首创辛开苦降法，辛苦相合，一阴一阳，一寒一热，一升一降，一开一泄。开中有泄，通而能降，能斡旋中焦，调整气机，升清降浊，疏通胃肠，且辛散无劫阴之弊，苦寒无碍阳之虑，相反相成，相得益彰。《伤寒论》中以半夏泻心汤为中心进行加减变化的泻心汤类方共有 8 首，即半夏泻心汤、生姜泻心汤、甘草泻心汤、大黄黄连泻心汤、附子泻心汤以及黄连汤、旋覆代赭汤、厚朴生姜半夏人参汤。八方共用药 14 味，选药制方均体现出半夏泻心汤的配伍法则，对李东垣升清降浊理论及温病学派立法用药产生了深远影响。

李东垣因所创脾胃论位居金元四大家之一。《吴医汇讲》云："东垣治脾胃之法，莫精于升降。"升清降浊理论是李东垣学术思想的重要体现，其所创补脾胃、泻阴火之升阳汤亦体现了辛开、苦降及甘补的制方思想。

湿热性疾病治疗中"辛以开之，苦以降之""微苦以清降，微辛以宣通""苦降其逆，辛通其痹""苦能驱热除湿，辛能开气宣浊"诸说，均是从辛开苦降法衍化而来，辛开苦降之法在温病学派对湿热性疾病的治疗中占有重要地位，对湿热留恋、脾胃升降失常而致中脘痞满者，常可用之，确有效验。叶天士分消走泄法的提出亦受到此法的影响。

总之，半夏泻心汤的组方用药及配伍特点与脾胃的生理、病理特点密切结合：脾升胃降，为人体气机升降出入调节之枢纽，消化系统疾病大多属脾胃、大小肠类病证，尤以中焦气机升降失常、脾胃纳运失职所致者多见。随着后世医家对经方的深入研究，用药上取半夏泻心汤经方之精髓，大大丰富了本方从脾胃论治诸病的理论研究，并将其广泛应用临床各系统疾病。

第二节　临床研究

慢性胃炎是临床消化系统常见病之一，表现为多因素引起的胃黏膜慢性炎性反应，多数可无明显临床症状，有症状者主要表现为非特异性消化不良，如上腹部疼痛、饱胀、食欲不振、嗳气、反酸等，部分还可有健忘、焦虑、抑郁等精神心理症状。本病易反复发作，严重影响患者的生活质量，慢性萎缩性胃炎伴肠上皮化生、上皮内瘤变者发生可增加转变为胃癌的风险。

《伤寒论》第149条“但满而不痛者，此为痞，柴胡不中与之，宜半夏泻心汤”，仲景重视调和脾胃阴阳、气机及生理功能，以辛苦同施、平调寒热为治法，创制了半夏泻心汤。方中半夏、干姜以辛温开散其寒，黄芩、黄连以苦寒降泄其热，人参、大枣、甘草以甘温益气补中。全方泻而不伤正，补而不滞中，并使寒去热清、气机升降复常，以重启中焦，最后达到“阴平阳秘”的作用，故半夏泻心汤恰与慢性胃炎对证。

一、半夏泻心汤治疗慢性胃炎临床疗效研究

（一）半夏泻心汤治疗慢性非萎缩性胃炎

慢性非萎缩性胃炎是胃黏膜呈慢性、浅表性炎症的疾病，为消化系统常见病，属慢性胃炎中的一种。就笔者临证经验，认为非萎缩性胃炎病程相对较短，多以实证为主，临床上脾胃湿热证和寒热错杂证是其常见的证型。张铁铭等通过一项临床研究观察半夏泻心汤治疗脾胃湿热型慢性非萎缩性胃炎的临床疗效，将70例脾胃湿热型慢性非萎缩性胃炎随机分为观

察组和对照组，对照组予雷尼替丁、枸橼酸铋钾口服，观察组在对照组基础上加用半夏泻心汤治疗，2 个疗程后观察组临床有效率明显高于对照组，由此得出结论：半夏泻心汤加减治疗脾胃湿热型慢性非萎缩性胃炎有较好的临床疗效。另一项研究纳入 122 例慢性非萎缩性胃炎伴有 Hp 感染的患者，且证型为寒热错杂证，对照组予标准四联（阿莫西林胶囊 + 克拉霉素片 + 泮托拉唑钠胶囊 + 胶体果胶铋胶囊）治疗，观察组在对照组基础上加用半夏泻心汤治疗，治疗 14 天后发现，观察组的临床疗效及 Hp 根除率均优于对照组。上述研究表明，使用半夏泻心汤治疗脾胃湿热型和寒热错杂型慢性非萎缩性胃炎患者有较好的疗效。

（二）半夏泻心汤治疗慢性萎缩性胃炎

CAG 是指胃黏膜上皮受到反复损伤，致使胃黏膜固有腺体减少，伴或不伴有纤维组织代替、肠上皮化生和（或）假幽门腺化生的一种慢性消化系统疾病。Correa 提出正常胃黏膜发展成胃癌的模式为：正常胃黏膜—慢性浅表性胃炎—慢性萎缩性胃炎—肠上皮化生—异型增生—胃癌，此已成为目前公认的胃癌发展模式。CAG 作为一种癌前疾病，易反复发作且治愈困难，严重影响患者的生活质量。参考《中国慢性胃炎共识意见（2017 年，上海）》及《慢性萎缩性胃炎中医诊疗共识意见》临床证候疗效标准为：临床痊愈：临床症状及体征完全或基本消失，胃镜复查显示黏膜慢性炎症消失或降为轻度，腺体萎缩、IM 及 ATP 等恢复正常或消失；显效：临床症状及体征基本消失或明显改善，胃镜复查显示黏膜慢性炎症明显减轻，腺体萎缩、IM 及 ATP 等减轻 2 个等级；有效：临床症状及体征有所改善，胃镜复查显示黏膜慢性炎症减轻至少 1 级，病变面积缩小 1/2 以上，腺体萎缩、IM 及 ATP 有所减轻；无效：未达上述标准。

临床研究采用定标活检技术评价半夏泻心汤治疗 CAG 的疗效。纳入 120 例 CAG 患者，随机分为观察组和对照组，观察组予以半夏泻心汤加减治疗，对照组予以胃复春治疗，疗程为 12 周。实验结果发现，半夏泻心汤组能有效改善 CAG 的临床总有效率及病理组织学分级，结果明显优于对照组，两组差异具有统计学意义（$P < 0.05$），且两组均未出现严重不良反应。Meta 分析结果表明，半夏泻心汤治疗 CAG 临床疗效总有效率较高，

在一定程度上能够改善 CAG 患者胃镜下表现。

（三）半夏泻心汤治疗胆汁反流性胃炎

胆汁反流性胃炎（BRG）是指由于过量的胆汁或胰液等内容物反流引起的常以腹胀、腹痛、上腹部灼热不适、反酸、嗳气、恶心、呕吐等为主要临床表现的一种胃部化学炎症性疾病。临床将胆汁反流性胃炎分为原发性胆汁反流性胃炎（PBRG）和继发性胆汁反流性胃炎（SBRG）两种类型。PBRG 是指患者未进行过胃十二指肠手术，幽门完好，由于胃排空延迟和（或）胃窦—幽门—十二指肠运动障碍，胃幽门括约肌功能失调导致十二指肠内容物通过幽门反流入胃，引起胃部损伤的一类疾病，因主要反流物为胆汁等碱性物质，故又称为碱性反流性胃炎（ARG）。较少的碱性反流物质可被胃酸中和，一般不会引起临床症状，但会减弱胃黏膜的屏障保护功能。当长期慢性或突发大量碱性物质反流入胃时，超过胃酸代偿能力，导致损伤胃黏膜，引起胃黏膜炎症、出血、糜烂等病理改变。SBRG 是指患者行胃肠或胆系手术后所引起十二指肠内容物反流至胃所致的胃炎。有研究表明 BRG 约占慢性胃炎的 22.6%。中医认为，BRG 以饮食不节、情志失调、劳累过度及脾胃虚弱为主要病因，其病位在胃，其因在胆，其源在肝。半夏泻心汤辛开苦降、寒热并用、补泻兼施，既可辛开涤痰、苦燥化湿以祛邪，又可甘温调补以扶正，使脾健胃旺，脾胃运化功能正常，则气血生化有源，使肝得以濡养而使肝气调达冲和，有利于肝的疏泄，胆汁也因胃气通降下行之力，使之下泄。

张旖晴等一项临床研究纳入 108 例寒热错杂型 BRG 患者，应用随机数字表法分为治疗组和对照组各 54 例。治疗组患者给予半夏泻心汤加减治疗，对照组给予铝碳酸镁片口服。治疗 4 周后评估患者临床症状及胃镜下胃黏膜形态改变积分情况。结果显示，治疗组临床疗效优于对照组，治疗组的总有效率为 92.3%，明显优于对照组的 81.4%，两组差异具有统计学意义（$P < 0.05$）；治疗结束后，治疗组的胃黏膜炎症积分明显低于对照组，两组差异具有统计学意义（$P < 0.05$）。此研究表明，半夏泻心汤加减治疗寒热错杂型 BRG 具有较好的临床疗效。余琼等通过实验观察半夏泻心汤联合西药治疗 PBRG 临床疗效，将 156 例 PBRG 患者随机分为观察组

和对照组，对照组使用兰索拉唑肠溶片、莫沙必利胶囊治疗，观察组在上述治疗基础上加用半夏泻心汤治疗，观察两组患者临床疗效、治疗前后中医证候改善情况。结果显示，观察组患者总有效率（97.44%）优于对照组（66.00%），差异具有统计学意义（$P < 0.05$）。治疗前两组患者腹痛、烧灼感、胀气、反酸四大中医证候积分组间比较无明显差异（$P > 0.05$），治疗后观察组患者四大积分明显低于对照组，两组间比较差异具有统计学意义（$P < 0.05$）。此研究表明，半夏泻心汤联合西药治疗 PBRG 具有良好的临床疗效，中医证候改善明显，不良反应少，值得临床推广。

二、半夏泻心汤加味对慢性胃炎中医症状积分改善情况

中医证候是中医学的概念之一，是中医对疾病反应状态认识的概括，也是临床处方治疗的依据，准确把握和辨识证候是正确诊断、合理治疗疾病的关键。然而，由于中医证候的广延性，以及中医判断证候“司外揣内”的方法存在局限性，使得证候辨识多带有个人经验的因素，由于不同的中医临床医师对证候的辨识水平不同，对疾病证候的认识就会存在一定的差异，这会严重影响对疾病的诊断和疗效的判定，从而在一定程度上桎梏了中医辨证论治体系的继承及发展。证候的辨识是通过对临床信息，即症的综合分析而实现的，临床信息是患者病理状况的外在反应，是一种纷繁复杂的现象，通过医生望、闻、问、切获得，而临床上由于医生应用四诊检查的技巧和经验各异，对症状和异常行为的概念理解不同，也会影响临床信息收集的一致性，从而直接影响证候的辨识。因此，中医证候量化评定是临床医生对疾病证候诊断及药物疗效评定的标准，有利于保持研究资料的齐同性与结果的可比性。根据中医特点编制量表，对中医药科研工作具有积极的促进作用。

临床研究通过慢性胃炎患者中医证候积分量表来评估半夏泻心汤的临床疗效，根据《中药新药临床研究指导原则》，慢性胃炎的中医症状积分常包括：胃脘疼痛、胃脘痞满、胸胁胀满、纳差、食少、恶心呕吐、呃逆、嗳气吞酸、大便溏、喜太息、胸闷、食少、情绪抑郁或烦躁易怒、大便干结、口干、倦怠乏力、畏寒肢冷等。结合中医临床证候积分表进行评

分，轻、中、重分别积 1、2、3 分。临床痊愈：症状、体征消失或基本消失，证候积分减少≥ 95%；显效：症状、体征明显改善，证候积分减少≥ 70%；有效：症状、体征均有好转，证候积分减少≥ 30%；无效：症状、体征均无明显改善甚或加重，证候积分减少不足 30%。

多项临床试验对半夏泻心汤改善慢性胃炎患者中医证候积分的作用进行研究，结果表明，半夏泻心汤组治疗后胃脘痛、痞满、纳差、呃逆、嗳气吞酸等中医主症、次症积分均较治疗前降低，且具有统计学意义（$P < 0.05$）。此外，研究将半夏泻心汤组与西药组进行对比，发现在改善中医证候积分方面，半夏泻心汤加减或半夏泻心汤联合西药治疗较单纯西药治疗更具优势。一项研究将 90 例慢性胃炎患者随机分为 3 组：中药组（口服半夏泻心汤加减）、西药组［常规四联疗法（口服奥美拉唑肠溶胶囊、呋喃唑酮片、左氧氟沙星片、铋剂）］、中西医结合组（中药与西药同时给药）。通过对比发现，中西医结合组在改善中医症状积分方面明显优于中药或西药单独治疗，差异具有统计学意义（$P < 0.05$）。

三、半夏泻心汤加味对慢性胃炎胃镜疗效

胃镜疗效判断标准，根据以下胃镜表现进行判断：

1. 红斑疗效判定标准

痊愈：红斑消失；显效：红斑分级由Ⅲ级降为Ⅰ级；有效：红斑分级降低 1 个等级，即由Ⅲ级降为Ⅱ级，或由Ⅱ级降为Ⅰ级；无效：红斑分级无降低，甚至加重者。

2. 糜烂疗效判定标准

痊愈：糜烂消失；显效：糜烂分级由Ⅲ级降为Ⅰ级；有效：糜烂分级降低 1 个等级，即由Ⅲ级降为Ⅱ级，或由Ⅱ级降为Ⅰ级；无效：糜烂分级无降低，甚至加重者。

3. 出血疗效判定标准

痊愈：出血消失；显效：出血分级由Ⅲ级降为Ⅰ级；有效：出血分级降低 1 个等级，即由Ⅲ级降为Ⅱ级，或由Ⅱ级降为Ⅰ级；无效：出血分级无降低，甚至加重者。

4. 胆汁反流疗效判定标准

痊愈：胆汁反流消失；显效：胆汁反流分级由Ⅲ级降为Ⅰ级；有效：胆汁反流分级降低 1 个等级，即由Ⅲ级降为Ⅱ级，或由Ⅱ级降为Ⅰ级；无效：胆汁反流分级无降低，甚至加重者。

5. 胃镜病变总积分疗效评定标准

痊愈：胃镜病变总积分减少≥ 95%；显效：胃镜病变总积分减少≥ 70%；有效：胃镜病变总积分减少≥ 30%；无效：未达到上述标准，甚至加重者。

Meta 分析显示半夏泻心汤加减方在胃镜总有效率上明显优于单纯中成药或西药的对照组，此外，半夏泻心汤加减方在胃镜疗效愈显率上同样明显优于对照组。

四、半夏泻心汤加味对慢性胃炎病理组织学疗效

根据《中国慢性胃炎共识意见（2017 年，上海）》，慢性胃炎病理组织学判断标准如下：

1. 慢性炎性反应

根据黏膜层慢性炎性反应细胞的密集程度和浸润深度分级。正常：单个核细胞每高倍视野不超过 5 个，如数量略超过正常而内镜下无明显异常，病理可诊断为基本正常；轻度：慢性炎性细胞较少并局限于黏膜浅层，不超过黏膜层的 1/3；中度：慢性炎性细胞较密集，不超过黏膜层的 2/3；重度：慢性炎性细胞密集，占据黏膜全层。

2. 萎缩

萎缩是指胃固有腺体的减少，分为两种情况：①化生性萎缩：胃固有腺体被肠化生或假幽门腺化生的腺体替代；②非化生性萎缩：胃固有腺体被纤维或纤维肌性组织替代，或炎性细胞浸润引起固有腺体数量减少。萎缩程度以胃固有腺体减少各 1/3 来计算。轻度：固有腺体数减少不超过原有腺体的 1/3；中度：固有腺体数减少介于原有腺体的 1/3 ～ 2/3；重度：固有腺体数减少超过 2/3，仅残留少数腺体，甚至完全消失。

3. 肠化生

肠化生区占腺体和表面上皮总面积 1/3 以下为轻度，1/3 ～ 2/3 为中度，2/3 以上为重度。

慢性胃炎病理组织学疗效参照《慢性胃炎中西医结合诊疗共识意见》拟定。治愈：胃镜复查黏膜慢性炎症明显好转，病理检查证实腺体萎缩、肠上皮化生和异型增生复常或消失；显效：胃镜复查黏膜慢性炎症好转，病理检查证实腺体萎缩范围缩小 1/2 以上；有效：胃镜示炎症减轻，病理检查证实慢性炎症减轻 1 度，腺体萎缩、肠上皮化生和异型增生减轻；无效：未达以上标准。

王建斌等一项临床试验将 45 例慢性萎缩性胃炎患者分为两组，治疗组 27 例服用加减半夏泻心汤，对照组 18 例服用胃复春片，两组均服药 6 个月后观察慢性萎缩性胃炎患者病理组织学检查变化。结果显示，半夏泻心汤可减轻慢性萎缩性胃炎患者腺体萎缩和异型增生，其治愈率明显优于对照组，差异具有统计学意义（$P < 0.05$）。此研究表明，半夏泻心汤加减可有效减缓胃癌前病变的发展。

但另有研究结果则不同，试验基于定标活检技术评价半夏泻心汤对慢性萎缩性胃炎（寒热错杂证）的临床疗效，将 30 例慢性萎缩性胃炎寒热错杂证患者随机分为治疗组（半夏泻心汤组）和对照组（胃复春组），并使用定标活检技术观察胃镜下病理改变情况，结果显示，治疗组与对照组比较内镜疗效无显著性差异。

五、半夏泻心汤抗 Hp 感染的临床研究

Hp 是一种单极、多鞭毛、末端钝圆、螺旋形弯曲的细菌，革兰染色阴性，为微需氧菌，传播途径为口 - 口传播、粪 - 口传播、胃 - 口传播、医源性传染传播。《第五次全国幽门螺杆菌感染处理共识报告》显示，目前我国 Hp 感染率仍达约 50%，各年龄段人群 Hp 感染率存在显著差异，男女性别差异不明显。

1. 幽门螺杆菌与慢性胃炎

Hp 相关性胃炎一般表现为胃窦为主的胃炎。若胃酸分泌减少，Hp 定植从胃窦向胃体位移，发生胃体胃炎，增加胃体黏膜发生萎缩风险，胃体黏膜萎缩可显著增加胃癌发生风险。Hp 感染诱发慢性活动性胃炎，根除 Hp 使胃黏膜活动性炎性反应得到消退，慢性炎性反应也可不同程度消退。Hp 感染诱发的炎性反应与胃黏膜萎缩和（或）肠化生发生、发展密切相关，根除 Hp 可延缓或阻止胃黏膜萎缩和（或）肠化生发生和发展。

2. 幽门螺杆菌与胃癌

Hp 感染是胃癌发生最重要的致病因素之一，但 Hp 感染后仅 2% ～ 3% 的感染者最终发生胃癌。可以说，Hp 感染是肠型胃癌发生的先决条件，但不是充分条件，事实上，胃癌的发生是 Hp 感染、环境因素和遗传因素共同作用的结果。根除 Hp 降低胃癌发生率已是不争的事实，但降低幅度在很大程度上取决于根除治疗时感染者是否已有胃黏膜萎缩 / 肠化生。根除治疗时尚未发生胃黏膜萎缩 / 肠化生，则可完全预防肠型胃癌；根除治疗时已有胃黏膜萎缩，但无肠化生，则萎缩可以逆转，可获得良好预防效果；已有肠化生者肠化生不能逆转，预防效果显著降低。因此对根除治疗时已有胃黏膜萎缩 / 肠化生者需定期内镜随访。根除 Hp 可作为胃癌的一级预防，根除治疗后对高危者（已有萎缩 / 肠化生）定期内镜随访可作为胃癌的二级预防。

3. 幽门螺杆菌耐药性

《第五次全国幽门螺杆菌感染处理共识报告》指出我国 Hp 抗生素耐药率未纳入相关权威机构的系统监测，因此其耐药率的资料主要来自各项研究报道。Hp 耐药可分原发耐药和继发耐药，后者指治疗失败后耐药。我国 Hp 对克拉霉素、甲硝唑和左氧氟沙星（氟喹诺酮类）的耐药率呈上升趋势，近些年报道的 Hp 原发耐药率克拉霉素为 20% ～ 50%，甲硝唑为 40% ～ 70%，左氧氟沙星为 20% ～ 50%。Hp 可对这些抗生素发生二重、三重或更多重耐药，报道的克拉霉素和甲硝唑双重耐药率＞ 25%。与上述 3 种抗生素高耐药率相反，目前我国 Hp 对阿莫西林（0% ～ 5%）、四环素（0% ～ 5%）和呋喃唑（0% ～ 1%）的耐药率仍很低。

4. 根除幽门螺杆菌的治疗方案

（1）单一用药：Hp 的根除率为 0% ～ 20%。

（2）二联疗法：铋剂 + 抗生素或 PPI+ 抗生素组合，Hp 平均根除率为 50% ～ 80%。

（3）三联疗法：标准三联疗法为 PPI+ 克拉霉素 + 阿莫西林 / 甲硝唑。

（4）四联疗法（包括铋剂四联疗法和非铋剂四联疗法）：方案疗程为 14 天。

铋剂四联方案为 PPI+ 铋剂 + 四环素 + 甲硝唑或 PPI+ 铋剂 + 阿莫西林 + 克拉霉素。

非铋剂四联方案包括序贯疗法（前 5 天或 7 天 PPI+ 阿莫西林，后 5 天或 7 天 PPI+ 克拉霉素 + 甲硝唑）、伴同疗法（PPI+ 阿莫西林 + 克拉霉素 + 甲硝唑同时服用 10 天或 14 天）和混合疗法（前 5 天或 7 天采用序贯疗法方案，后 5 天或 7 天则采用伴同疗法）。

在克拉霉素低耐药率（≤15%）地区，推荐三联疗法作为一线经验治疗，铋剂四联方案作为替代；在克拉霉素高耐药率（＞ 15%）地区，推荐铋剂四联方案（PPI+ 阿莫西林 + 克拉霉素 + 铋剂）和非铋剂四联伴同疗法（PPI+ 阿莫西林 + 克拉霉素 + 甲硝唑）；在克拉霉素和甲硝唑双重耐药率＞ 15% 的地区，推荐铋剂四联方案作为一线疗法，不再推荐非铋剂四联方案；当地区克拉霉素耐药率＞ 15% 时，如不进行药敏试验，应放弃三联疗法。

5. 半夏泻心汤治疗幽门螺杆菌相关性胃炎

朱耀宇等以 110 例慢性非萎缩性胃炎患者作为研究对象，随机分为对照组和观察组各 55 例，对照组予常规三联疗法（克拉霉素 + 奥美拉唑肠溶胶囊 + 阿莫西林胶囊），观察组则予加味半夏泻心汤联合常规三联疗法，治疗后观察组临床总有效率为 81.8%、Hp 根除率为 90.9%，对照组总有效率为 60.0%、Hp 根除率为 76.4%，两组比较差异具有统计学意义（$P < 0.05$）。两组患者均出现恶心、呕吐、腹泻及皮疹等不良反应，停药后，不良反应症状自行消失。此研究表明，加味半夏泻心汤联合常规三联

疗法治疗幽门螺杆菌相关性胃炎具有较好的临床效果，能够有效改善患者临床症状。张伟等研究以对照组 46 例 Hp 阳性的慢性胃炎患者行常规四联疗法（克拉霉素 + 阿莫西林 + 奥美拉唑胶囊 + 胶体果胶铋胶囊），观察组在对照组基础上予半夏泻心汤。结果显示，治疗后观察组幽门螺杆菌转阴率、临床总有效率均显著高于对照组，差异具有统计学意义（$P < 0.05$），两组治疗期间未出现明显不良反应。在治疗 Hp 相关性胃炎患者时，半夏泻心汤联合西药三联（PPI+ 两种抗生素）或四联（PPI+ 两种抗生素 + 铋剂）疗法与单纯三联或四联疗法对比，临床疗效更优，Hp 根除率更高，不良反应发生率更低。

六、半夏泻心汤联合其他中药治疗慢性胃炎

1. 半夏泻心汤联合香砂养胃丸

香砂养胃丸出自《杂病源流犀烛》，有健脾益气、温中和胃之功，对湿阻气滞、胃阳不足致痞证有良效。半夏泻心汤与香砂养胃丸合用化裁，寒热并用，辛开苦降，阴阳并调，攻补兼施，以清热散寒，扶正祛邪，调畅气机。

黄俊等将 109 例慢性萎缩性胃炎患者随机分为治疗组与对照组，对照组应用常规治疗，合并幽门螺杆菌阳性者予四联根除方案治疗，治疗组在对照组基础上加用半夏泻心汤合香砂养胃丸加减治疗，合并幽门螺杆菌阳性者予四联根除方案治疗。结果显示，治疗后，治疗组中医证候积分及胃黏膜病理积分显著低于对照组，治疗组总有效率及幽门螺杆菌根除率均显著高于对照组。研究得出结论，半夏泻心汤联合香砂养胃丸加减可明显缓解慢性萎缩性胃炎患者临床症状，并可改善其胃黏膜组织病理学表现。

2. 半夏泻心汤联合柴胡疏肝散

柴胡疏肝散出自《景岳全书》，是疏肝解郁的代表方，与半夏泻心汤合用并进行加减，方中柴胡、香附、陈皮理气疏肝止痛，川芎、延胡索活血行气止痛、理气消滞，法半夏、干姜辛温除寒温、和胃止呕，党参健脾益气，黄连、黄芩清热除湿解毒，吴茱萸散热止痛、降逆止呕，赤芍清热凉血、活血祛瘀，乌贼骨收敛止血、制酸敛疮，白花蛇舌草清热解毒，甘

草和胃调诸药。全方标本兼顾，共奏疏肝和胃、解郁清热散毒之功。

宫晶书等纳入114例肝胃郁热证慢性萎缩性胃炎患者，对照组58例患者服用兰索拉唑、枸橼酸铋钾片治疗，观察组56例患者在对照组基础上给予柴胡疏肝散合半夏泻心汤加减治疗，治疗后观察两组临床总有效率、肝胃郁热证评分及胃镜下黏膜病变评分。结果显示，观察组总有效率（91.07%）明显优于对照组有效率（77.59%），差异具有统计学意义（$P < 0.05$）；观察组治疗后肝胃郁热证评分、胃镜下黏膜病变评分均优于对照组，差异具有统计学意义（$P < 0.05$）；且观察组治疗后胃黏膜炎症、炎症活动度、腺体减少和肠上皮化生评分均优于对照组，差异具有统计学意义（$P < 0.05$）。两组患者治疗期间均无明显不良反应发生。由此表明，柴胡疏肝散合半夏泻心汤加减治疗慢性萎缩性胃炎肝胃郁热证具有一定临床疗效。

3. 半夏泻心汤联合丹参饮

丹参饮出自《时方歌括》，具有活血祛瘀、行气止痛之功效，由丹参、檀香、砂仁组成，治气滞血瘀所致的心胃气痛。所谓心胃气痛，实为胃脘痛，该证初起多气结在经，久病则血滞在络。方中丹参用量为檀香、砂仁二药的5倍，重用为君以活血祛瘀；檀香、砂仁以温中行气止痛，共为佐使；以上三药合用，使气行血畅，诸疼痛自除。

临床试验以101例Hp相关性慢性胃炎患者研究对象，随机分为观察组50例，对照组51例。对照组采用常规西药疗法，观察组采用半夏泻心汤联合丹参饮治疗，疗程为2周，观察两组患者临床疗效及不良反应发生的情况。结果显示，观察组治疗总有效率为94.0%，高于对照组78.5%；观察组不良反应发生率为6.0%，低于对照组19.6%，差异具有统计学意义（$P < 0.05$）。故得出结论，半夏泻心汤联合丹参饮治疗Hp相关性慢性胃炎患者，具有有效率高、不良反应小的优势。

4. 半夏泻心汤联合旋覆代赭汤

旋覆代赭汤出张仲景所著《伤寒论》，主治胃气虚弱、痰浊内阻所致胃脘痞闷胀满、频频嗳气，甚或呕吐、呃逆等证。方中旋覆花性温而能下气消痰，降逆止嗳，是为君药。代赭石质重而沉降，善镇冲逆，但味苦气寒，故用量稍小为臣药；生姜于本方用量独重，寓意有三，一为和胃降逆以增止呕之效，二为宣散水气以助祛痰之功，三可制约代赭石的寒凉之性，使其镇降气逆而不伐胃；半夏辛温，祛痰散结，降逆和胃，并为臣药。人参、炙甘草、大枣益脾胃，补气虚，扶助已伤之中气，为佐使之用。

胆汁反流性胃炎是指含有胆汁和胰液的十二指肠液反流入胃，导致胃黏膜屏障受到损伤，引起胃黏膜充血、水肿、糜烂等一系列病理改变的疾病。其中，发生于非手术胃的胆汁反流性胃炎，称为原发性胆汁反流性胃炎，而发生于胃幽门手术后因过多胆汁反流引起的胃炎，称为继发性胆汁反流性胃炎。一项临床研究将 60 例胆汁反流性胃炎患者随机分为治疗组、对照组各 30 例。治疗组予半夏泻心汤合旋覆代赭汤加味治疗，对照组予铝碳酸镁片、多潘立酮片口服，两组治疗 4 周后观察临床疗效及不良反应发生的情况。研究结果显示，治疗组总有效率为 86.7%，优于对照组的 70.0%，差异具有统计学意义（$P < 0.05$）。治疗组出现恶心呕吐 1 例，大便次数增多 1 例；对照组皮疹 1 例，便秘 2 例，均可自行缓解。研究表明，半夏泻心汤联合旋覆代赭汤治疗胆汁反流性胃炎临床疗效显著，且安全性较高。

5. 半夏泻心汤联合四逆散

四逆散出自张仲景所著《伤寒论》，主治肝郁脾虚之胸胁胀闷、脘腹胀痛。方中柴胡疏肝解郁为君，白芍柔肝敛阴养血，与柴胡合用调畅肝气，枳实理气解郁，与柴胡合用升清降浊，甘草补中益气，调和诸药，四药合用共奏透邪解郁、疏肝理脾之功。

一项临床研究将 90 例肝胃不和型慢性胃炎患者随机分为观察组和对照组，对照组口服多潘立酮片治疗，观察组在对照组基础上加用半夏泻心汤联合四逆散，结果显示观察组的总有效率（95.56%）优于对照组（80.00%），差异具有统计学意义（$P < 0.05$）。研究表明，半夏泻心汤联合四逆散治疗肝胃不和型慢性胃炎的临床疗效显著，对比单纯西药治疗有一定优势。

6. 半夏泻心汤联合连朴饮

连朴饮具有清热化湿、理气和中之功效，是治疗湿热霍乱以呕吐为主的常用方。其证因湿热蕴伏，清浊相干，属湿热并重之证。湿热中阻，脾胃升降失职，浊气不降则吐，清气不升则泻，气机不畅则胸脘烦闷；湿热下注则便短赤；舌苔黄腻、脉滑乃湿热内蕴之佐证。治疗当清热化湿，理气和中。方中黄连清热燥湿，厚朴行气化湿，共为君药；石菖蒲芳香化湿而悦脾，半夏燥湿降逆而和胃，增强君药化湿和胃止呕之力，是为臣药；山栀、豆豉清宣胸脘之郁热，芦根性甘寒质轻，清热和胃、除烦止呕、生津行水，皆为佐药。诸药相合，清热祛湿，理气和中，清升浊降，则湿热去、脾胃和而吐泻止。

李小梅等纳入 80 例脾胃湿热型慢性浅表性胃炎患者，分为治疗组与对照组各 40 例，对照组予奥美拉唑肠溶胶囊 20mg、吗丁啉片 10mg、克拉霉素缓释胶囊 250mg、阿莫西林胶囊 250mg 口服，治疗组在对照组基础上加用连朴饮合半夏泻心汤加减治疗，每日 1 剂，两组治疗疗程均为 4 周，观察两组患者的临床疗效及中医证候积分情况。结果显示，治疗组临床愈显率为 92.5%，明显高于对照组的 70.0%，差异具有统计学意义（$P < 0.05$）；治疗后治疗组各项中医证候积分均较治疗前明显降低，对照组仅胃脘不适、嗳气欲呕证候积分较治疗前降低，口苦口干、大便稀溏证候积分则无明显变化。结果表明，半夏泻心汤联合连朴饮加减治疗脾胃湿热型慢性浅表性胃炎临床疗效显著，并可明显改善中医临床证候。

7. 半夏泻心汤联合左金丸

左金丸出自《丹溪心法》，具有泻肝火、行湿、开痞结之功效，主治肝火犯胃，嘈杂吞酸，呕吐胁痛，筋疝痞结，霍乱转筋。方中重用苦寒之黄连为君药，一则清心火以泻肝火，即所谓“实则泻其子”，肝火得清，自不横逆犯胃，二则清胃热，胃火降则其气自降，如此标本兼顾，对肝火犯胃之呕吐吞酸尤为适宜。吴茱萸辛苦而温，入肝、脾、胃、肾经，辛能入肝散肝郁，苦能降逆助黄连降逆止呕之功，温则佐制黄连之寒，使黄连无凉遏之弊，且能引领黄连入肝经，为佐药。二药辛开苦降，寒热并用，泻火而不凉遏，温通而不助热，使肝火得清，胃气得降，则诸症自愈。

段文强等纳入 48 例胆汁反流性胃炎患者作为研究对象，予左金丸合半夏泻心汤加减治疗。治疗 4 个疗程后，观察患者的症状缓解情况及临床疗效。结果显示，经左金丸合半夏泻心汤治疗后，临床治疗总有效率为 93.75%，且胆汁反流性胃炎患者反酸嗳气、胃脘痛、饱胀等症状明显缓解。治疗后患者胆汁反流时间、频率优于治疗前，差异有统计学意义（$P < 0.05$）。此研究表明，半夏泻心汤联合左金丸加减治疗胆汁反流性胃炎不仅能够促进患者各种消化道症状的缓解，而且能有效降低胆汁反流的时间、频率，临床治疗总有效率较高。

8. 半夏泻心汤联合胃复春

胃复春片由红参、香茶菜、麸炒枳壳组成，具有健脾益气、活血解毒之功效。方中红参为君药，具益气健脾之功；臣药香茶菜具理气解毒活血之效；佐以枳壳理气，全方共奏健脾益气，活血解毒之功。

王菁等将100例慢性萎缩性胃炎患者随机分为观察组和对照组各50例，所有患者均给予常规三联治疗（阿莫西林＋克拉霉素＋枸橼酸铋钾），对照组同时给予胃复春，观察组在此基础上联合半夏泻心汤治疗，治疗3个月后观察两组患者临床总有效率、病理疗效总有效率。结果显示，观察组临床总有效率及病理疗效总有效率均高于对照组，差异具有统计学意义（$P < 0.05$）；观察组腹痛腹胀、食欲不振、反酸、嗳气等临床症状明显缓解。研究得出结论：半夏泻心汤联合胃复春可明显改善慢性萎缩性胃炎患者症状及镜下表现。

七、半夏泻心汤联合中医外治法治疗慢性胃炎

中医外治法治疗慢性胃炎方法多种多样，各有其独特疗效，中医外治法和中医内治法相辅相成，相互取长补短，具有一定临床疗效，发展空间较大。

1. 半夏泻心汤联合雷火灸

现代研究表明，雷火灸的艾热刺激体表上脾胃系统的相应穴位，激发经络之气以调整人体脏腑，改善脾胃功能失调，具有保护胃黏膜之功效，促进胃部受损黏膜细胞的功能修复，此修复方式是通过损伤后胃黏膜的早期重建及细胞增生来实现，其通过调控胃黏膜细胞凋亡来发挥保护胃黏膜的作用。同时，灸疗可提高机体的免疫能力，脾胃为人体的后天之本，脾胃疾病的治疗与人体免疫功能的好坏息息相关，机体的免疫功能提高，则脾胃的功能正常，反之亦然。

雷火灸的选穴：中脘、关元、耳穴脾胃区、足三里及三阴交。操作手法：耳穴脾胃区、足三里、三阴交各回旋灸 15min，中脘、关元摆盒艾灸治疗 25min。其中中脘、关元为近端取穴，耳穴脾胃区、足三里、三阴交为远端取穴。

一项实验研究观察寒温并用治疗慢性萎缩性胃炎的临床疗效，纳入 60 例寒热错杂型慢性萎缩性胃炎患者，观察组 30 例采用雷火灸联合半夏泻心汤进行治疗，对照组 30 例采用摩罗丹进行治疗，观察两组患者的临床疗效及中医证候积分情况。结果发现，雷火灸联合半夏泻心汤治疗慢性萎缩性胃炎的治疗有效率为 93.33%，采用摩罗丹的治疗有效率为 80%，差异具有统计学意义（$P < 0.05$），且治疗组较对照组的中医各症状积分改善情况显著。研究表明，半夏泻心汤联合雷火灸治疗慢性萎缩性胃炎相比单纯中药治疗有一定优势，值得临床推广。

2. 半夏泻心汤联合针刺

“老十针”针刺法由著名针灸学家王乐亭老先生总结，专为脾胃病而设。取穴：“老十针”经验穴加减（中脘、气海、双天枢、双内关、双足三里、双阴陵泉、双阳陵泉、双合谷）。操作：①穴位皮肤常规消毒。②用长 25 ～ 40mm、直 0.30mm 的针灸针，依次在所选腧穴进针，其中中脘、气海向下斜刺 25mm，天枢、内关、合谷直刺 25mm，阴陵泉、阳陵泉、足三里直刺 40mm。③针刺得气后行补泻手法，其中中脘、天枢、内关、阴陵泉、阳陵泉、合谷行捻转泻法，气海、足三里行平补平泻法。④留针 30 分钟，其间每隔 10 分钟行针 1 次。分析其治疗原理：针泻中脘可调和胃肠；针泻天枢可调中和胃祛湿；针泻内关可和胃降逆、理气止痛；针泻合谷清热泻热、通降肠胃；针泻阳陵泉清热利湿；针泻阴陵泉和胃化湿；针刺气海、足三里采用平补平泻法，既可健脾和胃、扶正培元，助脾胃抵湿热之害，又可理气和胃降逆。

临床研究观察针刺“老十针”穴结合半夏泻心汤治疗脾胃湿热型慢性浅表性胃炎的疗效，治疗组 40 例采用“老十针”针刺法结合半夏泻心汤治疗，对照组 38 例采用常规西药治疗，疗程为 30 天，观察两组患者的临床疗效、中医证候积分及胃镜下胃黏膜病理征改善情况。结果显示，治疗组临床治愈率（55.00%）优于对照组（28.95%），治疗中医证候积分及胃镜下胃黏膜病理征改善情况好于对照组，差异均具有统计学意义（$P < 0.05$）。研究表明，半夏泻心汤联合“老十针”针刺法治疗脾胃湿热型慢性浅表性胃炎，可有效缓解患者胃脘痞胀、胃脘疼痛、胃脘灼热、口苦口臭、恶心呕吐等临床症状，并可改善胃黏膜充血、水肿、糜烂、出血等病理征，其临床疗效对比常规西药治疗有一定优势。

3. 半夏泻心汤联合穴位贴敷

穴位贴敷是以中医整体观念和辨证论治为基础，根据经络学说，通过刺激局部腧穴，从而激发经气，疏通经络，促进气血运行，调整人体脏腑功能的一种外治疗法。用中药进行穴位贴敷，价格低廉、操作方便、易于患者接受，是一种较为理想的方法，尤其对临床效果不理想者，此类患者多有久病入络，内服汤剂配合穴位贴敷可行气通络，提高临床疗效。

神阙穴是经络系统中的重要穴位，脐部皮下无脂肪组织，屏障功能最弱，药物最易穿透、弥散、吸收，同时脐部腹膜分布着丰富的毛细血管网，使药物可经皮肤进入血液循环。此外，脐部是一个天然的凹窝，可以放入更多的药物，并且脐部用药时多以敷料外敷，局部形成一种汗水难以蒸发扩散的密闭状态，使得脐部药物形成蒸气压，同时结合着脐部多用刺激性药物的特点，就可以使脐部的角质层含水量提高，角质层经水合作用后，可膨胀而呈多空状态，易于药物的穿透以及局部血液循环的加速。中脘穴为胃之募穴，属八会穴之腑会，具有调理肠胃、降逆止呕之功效。

一项临床研究纳入 72 例痞满患者，观察内服半夏泻心汤联合穴位贴敷的临床疗效，穴位贴敷取穴为神阙、中脘、关元、天枢，贴敷的药物为当归 30g，丹参 20g，乳香、没药、枳实各 15g，厚朴、木香各 10g。结果显示，总有效率为 97%，治愈 43 例，好转 27 例，无效 2 例。

第三节　机制研究

一、抑制 Hp、调控“菌 - 炎 - 癌”信号通路

关于半夏泻心汤对慢性胃炎（尤其胃癌前病变，即慢性胃炎向胃癌发展的重要阶段）的“菌 – 炎 – 癌”机制研究，笔者负责国家自然基金面上项目 2 项：①基于 NF–κB/STAT3 信号通路研究半夏泻心汤对胃癌前病变“微环境调和”的作用机制（项目编号：81273708）；②半夏泻心汤调节胃癌前病变菌 – 炎 – 癌致病途径的 Treg/TH17 免疫失衡的分子机制（项目编号：81573889）。

“菌 – 炎 – 癌”这一致病途径是目前研究的热点和难点，《中国慢性胃炎共识意见（2017 年，上海）》强调慢性胃炎尤其是慢性萎缩性胃炎的发生与 Hp 感染密切相关，且患病率随着年龄增长而增加，导致了胃癌发病率增加，其中 PLGC 为慢性胃炎向胃癌进展的重要阶段。

1. 半夏泻心汤对 Hp 的抑制作用机制

Hp 是目前所发现的极少数可寄生于人体胃黏膜的细菌之一，并被证实为各种消化道疾病的重要致病因素。大量研究表明，Hp 感染是慢性活动性胃炎的重要致病因素，与胃癌的发生发展密切相关，在慢性活动性胃炎患者中有 80% ～ 95% 存在 Hp 感染，感染长期存在会使部分患者胃黏膜发生萎缩和肠化，慢性非萎缩牲胃炎由此进展为慢性萎缩性胃炎，甚至胃癌前病变。因此，根除 Hp 可减少胃炎的发作，延缓疾病进程。

侯红星将 112 例 Hp 感染相关性胃炎患者随机分为对照组和观察组，对照组患者采用西医治疗方式，观察组患者采用半夏泻心汤治疗。结果显示，观察组治疗总有效率为 96.4%，显著高于对照组的 85.7%，且差异具有统计学意义（$P < 0.05$）；观察组患者不良反应发生率为 3.6%，对照组患者不良反应发生率为 16.1%，观察组患者不良反应发生率显著低于对照组，差异具有统计学意义（$P < 0.05$），说明对 Hp 感染相关性胃炎患者用

半夏泻心汤治疗效果显著，并且可减少不良反应发生。笔者及所在实验组将130只清洁级雄性SD大鼠，采用改良MNNG+复合法造模PLGC大鼠110只，分为模型组（PLGC大鼠100只）、模型中药组（造模同时中药干预10只）、设空白组（正常喂养20只）。中药干预阶段，剩余模型大鼠随机分为模型对照组10只以及半夏泻心汤高、中、低剂量组分别12、12、10只。观察检测各组大鼠黏膜外观形态、病理组织学及Hp感染情况。通过动物实验发现：使用半夏泻心汤干预PLGC模型大鼠后，大鼠Hp感染率降低，表明半夏泻心汤可以有效抑制Hp感染，抑制Hp活性。

吴新辉等将100只小鼠用Hp混悬液灌胃造模，造模成功后随机分为5组，分别给予半夏泻心汤全方剂和各组间成分相应的药物治疗，并设立氨苄西林对照组和模型对照组，观察各组小鼠胃黏膜的病理改变情况及Hp感染转阴率。结果：全方剂组、清热药剂组、扶正补益药剂组、氨苄西林对照组的Hp转阴率分别为85%、75%、70%和90%，与模型对照组比较有显著性差异（$P < 0.01$）。说明半夏泻心汤及各组分具有保护小鼠胃黏膜、改善胃黏膜炎细胞浸润、抑制Hp感染、提高Hp转阴率的功效。

GES-1为人正常胃黏膜上皮细胞永生细胞株，基本保留了正常细胞的细胞骨架结构，是目前研究Hp致病机制及其药物干预机制较为常用的模型细胞。姜成等将GES-1细胞与Hp体外共培养48h，以不同浓度的半夏泻心汤含药血清培养感染细胞。实验研究发现，GES-1细胞与Hp比例在1：10以上时，Hp对胃上皮细胞具有明显抑制其增殖的作用，呈现量效关系，光学显微镜观察可见空泡出现，这是细胞凋亡的早期现象。与模型组相比，半夏泻心汤能显著降低Hp对细胞增殖的抑制作用，减轻和削弱了Hp致病菌的致病性，证实了半夏泻心汤的效应机制。吴新辉等通过另一项相关实验观察，发现半夏泻心汤干预后，小鼠胃黏膜中TNF-α、IL-6、IL-8的表达量显著低于模型组，说明半夏泻心汤可通过降低相关炎性信号从而达到根除Hp的目的。

2. 调控炎性微环境失衡

（1）NF-κB/STAT3信号通路：炎症反应贯穿胃癌前各个阶段，被认为是胃黏膜上皮细胞发生肿瘤学事件的重要机制。NF-κB和STAT3信号通路是炎症细胞因子与肿瘤增殖和慢性炎症持续相关的重要介质释放的主要调控器，对胃癌前病变黏膜微环境的形成具有调控作用。目前的研究认为在 Hp 等因素影响下，胃黏膜存在 IL-1β 基因多态性→ IL-1β ↑→炎症细胞因子↑→胃癌发生的完整通路。Hp 感染诱导大量前炎症因子的表达，如 TNF-α、IL-1、IL-6 和 IL-8 等，激活的 NF-κB 是启动炎症相关癌症发生的关键，NF-κB 通过抑制细胞凋亡，上调 TNF-α 等细胞炎症或趋化因子导致细胞转化逐渐发展成胃癌。同时，IL-1β、TNF-α 和 NF-κB 等之间并不是只有单向调节作用，还存在复杂的相互调节。

NF-κB 是由 Sen 等于 1986 年首先在 B 细胞中发现的一种核蛋白，它广泛存在于细胞中，是重要的转录调控因子，能与胃癌形成的多种细胞基因的启动子和增强子序列位点发生特异性结合，从而调节基因的转录和表达，参与细胞分化、免疫反应、炎症反应、细胞凋亡、肿瘤的发生发展等多种生物学功能。

STAT3 在 PLGC 及胃癌中异常表达和活化，并与肿瘤的增殖分化、细胞凋亡、血管新生和免疫逃逸等密切相关。上述炎症细胞因子受体以特异的方式与 JAK2 结合，并选择性地激活其底物 STAT3，使之转位到核，作用于 Bcl-2、C-MYC 及 p21 WAF1/CIP1 等下游靶基因，调节细胞增殖、分化及凋亡。

可见，NF-κB 和 STAT3 信号通路是胃癌前病变黏膜微环境中炎症细胞因子与肿瘤增殖和慢性炎症持续相关的重要介质释放的主要调控器，是启动炎症相关胃癌发生的关键环节。

综上所述，由于胃黏膜炎症因子激活了启动炎症相关癌症发生的关键分子 NF-κB 和 STAT3 等信号通路，通过抑制凋亡，上调细胞炎症或趋化因子导致细胞转化，作用于其下游靶基因，调节细胞增殖、分化及凋亡，造成了胃黏膜微环境的破坏。因此，胃黏膜微环境失稳与 PLGC 状态以及胃癌的发生、演变等密切相关。

（2）半夏泻心汤对 NF-κB/STAT3 信号通路的影响：笔者及所在课题组将 130 只大鼠，采用改良 MNNG + 复合法造模 PLGC 大鼠 110 只，分为模型组（PLGC 大鼠 20 只）、模型中药组（造模同时中药干预 10 只）、空白组（正常喂养 20 只）。中药干预阶段，剩余模型大鼠随机分为模型对照组 10 只以及半夏泻心汤高、中、低剂量组分别为 12、12、10 只。观察检测各组大鼠胃黏膜组织中的NF-κB、STAT3、TNF-α、IL-1β、Bcl-2、p21、C-MYC表达水平。

通过实验研究发现：PLGC模型组大鼠NF-κB、STAT3、TNF-α、IL-1β均较空白组大鼠高表达（$P < 0.05$），说明PLGC的发展与炎性微环境密切相关，另外与模型组比较，模型中药组大鼠NF-κB、STAT3、TNF-α、IL-1β表达相对较低（$P < 0.05$），说明半夏泻心汤可通过降低NF-κB/STAT3及以其为介导的TNF-α、IL-1β促炎因子的表达而使炎症微环境得以改善，从而达到治疗PLGC的目的。Bcl-2、C-MYC属于癌基因，p21属于抑癌基因，三者通过调控细胞凋亡或细胞周期对肿瘤的发生、发展起作用。通过实验可发现模型组及模型中药组Bcl-2、C-MYC均较空白组高表达（$P < 0.05$），模型中药组较模型组表达降低（$P < 0.05$），且高剂量组降低更明显，p21表达正好呈相反之势。说明半夏泻心汤可通过降低癌基因，提高抑癌基因的表达来发挥治疗PLGC的作用。

3. 调节免疫微环境

（1）Treg/Th17失衡：Hp、宿主及环境等多重因素共同参与了“菌-炎-癌”的发生发展，其中携带细胞毒素相关基因A（$Cag^{+}A$）的Hp菌株（$CagA^{+}Hp$）侵袭胃黏膜后，可引起以调节性T细胞中$CD4^{+}CD25^{+}Foxp3^{+}T$细胞（regulatory T cells，Treg）和辅助性T细胞17（T helper cell 17，Th17）失衡为特征的免疫微环境失衡现象，是Hp逃逸宿主免疫清除，胃黏膜非可控炎症长期存在，“菌-炎-癌”逐步发展的重要环节。

Treg介导免疫抑制，Th17介导尤其针对细菌的免疫反应，二者在功能上相互拮抗，共同维持机体免疫平衡。Treg通过与效应细胞（如$CD8^{+}T$）直接接触，同时分泌抑制性细胞因子IL-10和细胞转化因子β（TGF-β）共同介导免疫抑制。叉头翼状螺旋转录因子（Foxp3）是Treg细胞最特异的标记物，控制Treg细胞的发生发育。Th17主要分泌具有强烈促炎作用的细胞因子IL-17A，同时还分泌少量IL-17F、IL-6、IL-21、IL-22、TNF-α等共同介导炎症反应，而其主要效应分子IL-17A又能通过NF-κB途径促进趋化因子CXCL-9、CXCL-10等分泌，进而活化$CD8^{+}T$细胞、招募树突细胞等作用于入侵细菌，转录因子孤核受体（ROR-γt）是决定Th17细胞分化的特异性转录调节因子。

Treg 和 Th17 均由初始外周 T 细胞产生（Th0），在分化上高度相关；IL-6 与 TGF-β 是决定 Treg 细胞与 Th17 细胞分化的关键细胞因子。在只有 TGF-β 受到刺激时，TGF-β 通过 Smad 途径诱导 Th0 细胞表达 Foxp3，促进 Th0 向 Treg 分化，从而抑制免疫，防止自身免疫反应；当机体感染时，TGF-β 与 IL-6 同时存在，则 Foxp3 表达受到抑制，使 ROR-γt 介导的 Th17 分化途径启动，而后随着炎症介质如 IL-6 水平的降低，Foxp3 表达在抑制 ROR-γt 功能的同时促进 Treg 细胞分化，从而维持 Treg 的功能，在清除感染后将效应细胞的功能控制在合适状态。若 Treg/Th17 失衡则可导致组织炎症、自身免疫性疾病、肿瘤等疾病的发生发展。

因此，IL-6 与 TGF-β 是决定关键转录因子 Foxp3 或 ROR-γt 表达的重要启动子，进而决定了 Treg 和 Th17 的分化；Treg 分泌抑制性细胞因子 IL-10 和 TGF-β 介导免疫抑制，Th17 分泌促炎因子 IL-17A、IL-6 和趋化因子 CXCL-9、CXCL-10 等介导炎症反应，从而维持机体免疫平衡。

研究证实，$CagA^+Hp$ 较 $CagA^-$ Hp 菌株更易通过“菌 – 炎 – 癌”途径导致胃癌发生。CagA 蛋白是 $CagA^+Hp$ 的主要毒力因子，通过 T4SS 途径进入胃黏膜上皮细胞后能引起强烈的炎症反应，但仍不能将 Hp 清除。相反，在 $CagA^+Hp$ 感染慢性胃炎、胃癌前病变甚至胃癌中出现 Treg/Th17，Foxp3/ROR-γt，TGF-β、IL-10/IL-17A 高水平失衡，即免疫抑制与炎症反应在胃黏膜中共同存在，为 Hp 的持续性感染及“菌 – 炎 – 癌”的发展提供免疫微环境。

综上，Hp 毒力因子与宿主免疫应答共同参与，导致胃黏膜免疫微环境中 Treg 偏倚的 Treg/Th17 细胞高水平失衡，介导胃黏膜局部免疫抑制与慢性炎症长期存在，胃黏膜免疫微环境失稳，在“菌 – 炎 – 癌”的致病途径中发挥重要作用。

（2）半夏泻心汤对 Treg/Th17 免疫失衡微环境的调节：笔者及课题组成员选取 30 只 C57BL/6 小鼠，其中正常组 5 只，另外 25 只采用 Hp 菌液灌胃 + 饮用 MNNG、饥饱失常、烫热高盐灌胃联合造模为 PLGC 小鼠，分为模型组、四联组、全方组、升清组、降浊组，各 5 只。用药干预方法：正常组、模型组以生理盐水 10mL/（kg · d）灌胃 6 周，自由饮食饮水；四联组以四联杀菌药 10mL/（kg · d）灌胃 2 周，之后自由饮食饮水。全方组、升清组、降浊组分别以半夏泻心汤、升清汤、降浊汤10mL/（kg·d）灌胃6周，之后自由饮食饮水。检测方法：药物干预结束后处死小鼠，取血液、全胃，通过HE染色和Giemsa染色进行Hp计数、观察胃黏膜病理组织学改变，通过双抗体夹心酶标免疫法（Elisa）检测小鼠血清和胃组织匀浆液中细胞因子TGF-β、IL-6、IL-17A的浓度，通过蛋白印迹法（WesternBlot）检测胃组织中Foxp3、ROR-γt蛋白表达。实验研究结果如下：

①在根除Hp方面：与模型组相比，四联组有效根除Hp（$P < 0.05$），全方组、升清组、降浊组与模型组比较无统计学差异（$P > 0.05$），全方组、升清组、降浊组组间比较无统计学差异（$P > 0.05$），在数值上均有根除Hp的趋势，且全方组优于升清组和降浊组。

②在改善胃黏膜病理组织方面：半夏泻心汤全方效果最佳。与模型组对比，全方组和升清组显著改善胃黏膜慢性炎症性反应（$P < 0.01$），且全方组与升清组之间比较无统计学差异（$P > 0.05$）。模型组与四联组、降浊组比较无统计学差异（$P > 0.05$），在数值上四联组和降浊组也有改善慢性炎症性反应的趋势。与模型组对比，四组均能显著改善胃黏膜炎症活动性（$P < 0.01$），四组间比较无统计学差异（$P > 0.05$），在数值上全方组、升清组和降浊组改善的程度更明显。与模型组对比，四组在改善胃黏膜萎缩和PLGC方面无统计学差异（$P > 0.05$），四组间比较也无统计学差异（$P > 0.05$），在数值上均有改善的趋势，且半夏泻心汤全方功效最佳。

③在分子作用机制中，四联组、全方组、升清组、降浊组四组均可降低TGF-β、IL-6、IL-17A的浓度以及降低Foxp3、ROR-γt的表达水平（$P < 0.05$）。全方组有优于升清组和降浊组的趋势。

免疫抑制Treg中，血清中TGF-β的浓度：与模型组比较，四组均显著降低血清中TGF-β浓度（$P < 0.01$）。四组间比较无统计学差异（$P > 0.05$），在数值上，四联组有优于其他三组的趋势，其次为升清组、全方组、降浊组。胃组织匀浆液中TGF-β的浓度：与模型组比较，四组均显著降低胃组织匀浆中TGF-β浓度（$P < 0.01$）。与升清组相比，四联组显著降低胃组织匀浆中TGF-β浓度（$P < 0.01$）；与全方组相比，四联组有效降低胃组织匀浆中TGF-β浓度（$P < 0.05$）。全方组、升清组、降

浊组组间比较无统计学差异（$P > 0.05$），在数值上比较，降浊组有优于全方组和升清组的趋势，其次为全方组、升清组。Foxp3 蛋白表达水平：与模型组比较，四联组、全方组、升清组均显著降低 Foxp3 蛋白表达水平（$P < 0.01$），降浊组有效降低 Foxp3 蛋白表达水平（$P < 0.05$）。与降浊组比较，四联组有效降低 Foxp3 蛋白表达水平（$P < 0.05$）；四联组、全方组、升清组组间比较无统计学差异（$P > 0.05$）；全方组、升清组与降浊组之间比较无统计学差异（$P > 0.05$）；在数值上比较，四联组降低 Foxp3 蛋白表达水平最好，其次为全方组、升清组、降浊组。

免疫反应 Th17 中，血清中 IL–6 的浓度：与模型组比较，四组均显著降低血清中 IL–6 浓度（$P < 0.01$）。与升清组比较，四联组显著降低血清中 IL–6 浓度（$P < 0.01$）；与全方组、降浊组比较，四联组有效降低血清中 IL–6 浓度（$P < 0.05$）。全方组、升清组、降浊组组间比较无统计学差异（$P > 0.05$），在数值上比较，降浊组有优于全方组和升清组的趋势，其次为全方组、升清组。胃组织匀浆液中 IL–6 的浓度：与模型组比较，四组均显著降低胃组织匀浆液中 IL–6 浓度（$P < 0.01$）。与升清组、降浊组相比，四联组有效降低胃组织匀浆液中 IL–6 浓度（$P < 0.05$）。全方组、升清组、降浊组组间比较无统计学差异（$P > 0.05$），在数值上比较，全方组有优于升清组和降浊组的趋势。ROR– γ t 蛋白表达水平：与模型组相比，四联组、全方组均显著降低 ROR– γ t 蛋白表达水平（$P < 0.01$），升清组、降浊组均有效降低 ROR– γ t 蛋白表达水平（$P < 0.05$）。四组组间比较无统计学差异（$P > 0.05$），在数值上比较，全方组有优于其他三组的趋势，其次为四联组、升清组、降浊组。血清中 IL–17A 的浓度：与模型组比较，四组均显著降低血清中 IL–17A 浓度（$P < 0.01$），四组组间比较无统计学差异（$P > 0.05$），在数值上比较，降浊组有优于其他三组的趋势，其次为四联组、全方组、升清组。胃组织匀浆液中 IL–17A 的浓度：与模型组比较，四联组、全方组、升清组均显著降低胃组织匀浆液中 IL–17A 浓度（$P < 0.01$），降浊组有效降低胃组织匀浆液中 IL–17A 浓度（$P < 0.05$）。与升清组、降浊组比较，四联组显著降低胃组织匀浆液中 IL–17A 浓度（$P < 0.01$），与全方组比较，四联组有效降低胃组织匀浆液中 IL–17A 浓度（$P < 0.05$）。全方组、升清组、降浊组组间比较无统计学

差异（$P > 0.05$），在数值上比较，全方组有优于升清组和降浊组的趋势。

实验结果表明，半夏泻心汤可有效降低胃黏膜免疫抑制与炎症反应中 TGF-β、IL-6、IL-17A 的浓度和 ROR-γt、Foxp3 蛋白表达水平，有助于根除 Hp 感染、改善胃黏膜病理组织以及调节胃黏膜免疫平衡，减轻炎症反应，在“菌－炎－癌”致病途径中，对延缓 PLGC 进程具有一定的意义。

二、调控其他相关信号通路

（一）笔者主持与参与研究结果

1. Notch 信号通路

笔者主持天津市中医药重点领域科技项目 1 项：基于“治未病”理论探讨半夏泻心汤在胃癌发生、发展过程中对 Notch 信号通路的影响及作用机制（项目编号：2020007）。该项目研究半夏泻心汤对 PLGC、胃早癌、胃癌晚期的防治效果，并观察半夏泻心汤对各阶段 Notch 信号通路中的配体、受体及下游指标表达水平的影响，探索半夏泻心汤对胃癌发生、发展各阶段的疗效及作用机制。

Notch 信号通路属于高度保守的信号转导机制，由跨膜的受体、配体和胞内 DNA 结合蛋白及靶基因组成，可以调控细胞增殖、凋亡及分化，目前已在肺癌、肝癌、脑肿瘤等实体瘤中均发现 Notch 信号通路表达异常。关于 Notch 信号通路在胃癌发生、发展过程中所发挥的作用，目前已发现该信号通路中的部分配体和受体，如 Notch-1,2,3、Jag-1,2、Dll-1,4、Hes1 等在胃癌及癌旁组织分别有不同程度的表达，Notch 信号通路的活化会对 NF-κB、Wnt/βcatenin 及 PI3k-Akt 等炎症、乏氧相关信号通路产生影响，以此发挥其在胃癌发生、发展过程中的作用，但其具体较为复杂，可能同时具有促癌和抑癌作用，在胃癌的不同发展阶段所起作用不一，因此观察 PLGC、胃早癌、胃癌晚期发展过程中，Notch 信号通路中的相关指标表达水平，明确 Notch 信号通路在胃癌发生、发展过程中的效应机制，并为探索胃癌治疗用药提供新靶点具有重要的研究价值及临床意义。

目前笔者主持的天津市中医药重点领域科技项目“基于‘治未病’理论探讨半夏泻心汤在胃癌发生、发展过程中对Notch信号通路的影响及作用机制”正在进行中，该研究基于Notch信号通路，通过观察半夏泻心汤对PLGC大鼠、胃早癌大鼠、胃癌晚期大鼠干预前后Notch信号通路中Dll-4、Jagged-1、Notch-1、Hes-1、PTEN等主要指标的影响，探索其对胃癌的防治效果及可能的作用机制。

2. 缺氧微环境失衡

笔者参与天津市高等学校科技发展基金计划项目1项：基于PI3K/Akt/mTOR通路探讨半夏泻心汤对PLGC黏膜微环境的影响（项目编号：20140217）。该项目证实低氧微环境下PI3K/Akt/mTOR信号通路与HIF-1α的关系，在此基础上，从整体、细胞、分子水平上，研究半夏泻心汤对PI3K/Akt/mTOR信号通路的影响，揭示健脾益气、寒热平调的“和法”对胃黏膜乏氧微环境的作用机制。

癌症与低氧的联系由Thomlinsonetal 1955年首次发现。1996年Brizeletal首次发现人类肿瘤远处转移与肿瘤低氧微环境有着密切的相关性。近年来，随着低氧检测技术的不断完善，越来越多证据表明缺氧普遍存在于人类肿瘤中，并且可引起细胞代谢、基因表达及蛋白合成等方面的变化，促进肿瘤新生血管生成、抑制肿瘤细胞凋亡、影响细胞周期、促进肿瘤的侵袭和远处转移。低氧微环境是PLGC向胃癌形成过程中的重要因素，是调控器-信号通路（PI3K/Akt/mTOR）与触发物质（PTEN）、下游效应子（HIF-lα微血管状态相关因子以及肿瘤发生的靶基因）之间的网络调节作用，造成胃黏膜微环境失稳的结果。

（1）PI3K/Akt/mTOR通路：PI3K/Akt/mTOR信号通路具有调控胃组织细胞炎性反应及机体细胞凋亡、自噬等作用。PI3K是一种细胞质中由p85和p110组成的异源性二聚体，主要包括3个亚型：Ⅰ型、Ⅱ型、Ⅲ型；Akt是PI3K下游的关键蛋白，被激活后Akt可将其底物磷酸化，以调控肿瘤细胞凋亡。mTOR则是Akt的下游靶点之一，Akt可直接使mTOR发生磷酸化而激活，从而影响mTOR上游的原癌基因及抑癌基因的表达。

缺氧诱导因子-1α（HIF-1α）是细胞内感知环境变化并能够做出相应调整适应这种变化的重要调控分子，当机体处于缺氧微环境状态，HIF可调控下游一系列相关基因的表达，使细胞线粒体在能量代谢、物质代谢等诸多方面做出调整，增加细胞对于不良环境的适应性。安娟等通过实验发现：HIF–1α 在癌旁正常组织中表达阳性率 26.3%，在萎缩性胃炎组织中表达阳性率为 64.8%，肠化组织中的表达阳性率 61.7%，胃癌组织中的表达阳性率为 56.8%，提示 HIF–1α 表达的上调从胃黏膜炎性病变开始，直至病变恶化一直处于高水平，说明胃黏膜早期病变中即存在缺氧状态，且 HIF–1α 在胃黏膜病变的早期已经发挥了作用。缺氧对 PI3K/Akt 的作用似乎是细胞特异的，低氧条件下，信号通路 PI3K–Akt 以及下游 mTOR 相继被激活，而 PI3K/Akt/mTOR 信号通路的活化可通过多种途径上调 HIF–1α 的表达，导致其下游靶基因如 VEGF、GLUT、c–Met 等激活，血管新生，造成血管形态及密度（MVD）异常，使能量代谢紊乱，反过来进一步加重微环境缺氧。如此，形成恶性循环的网络调节系统，循环往复最终造成胃黏膜微环境失和。

（2）半夏泻心汤对 PLGC 大鼠胃黏膜 PI3k/Akt/mTOR 通路的影响：王晓燕等发现半夏泻心汤可上调大鼠抑癌基因 PTEN 蛋白表达水平，并降低 mTOR 蛋白表达水平。

笔者所在课题组通过实验研究发现：PLGC 模型大鼠胃黏膜 PI3k 表达较低，而 Akt、mTOR、HIF–1α 和 Bcl–2 均高表达，提示 HIF–1α 的稳定表达与 PI3K/Akt/mTOR 信号通路被激活有关。课题组通过药物干预后实验结果：①启动子 PTEN，造模加中药干预组较模型组表达高，但仍低于空白组；②调控器 PI3K/Akt/mTOR 信号通路，PI3K、Akt、mTOR 的表达造模加中药干预组较模型组低，但仍高于空白组；③效应子 HIF–1α 及其下游基因，造模加中药干预组较模型组表达低，但仍高于空白组；上述结果差异均有统计学意义（$P < 0.05$）。实验得出结论：半夏泻心汤可通过影响 PLGC 大鼠胃黏膜组织缺氧微环境变化的 3 个关键环节，即 PI3K/Akt/mTOR 信号通路中的启动子、调控器及效应子，从而影响并阻断 PLGC 的发生发展。

（二）其他研究者对半夏泻心汤治疗慢性胃炎的机制研究

1. TGF-β/Smads 信号通路

转化生长因子 -β（TGF-β）是一类具有双重生物学作用的细胞因子，Smads 蛋白则是重要的 TGF-β 信号传导分子，可以将 TGF-β 信号传导入细胞核内，调节靶基因的转录。在癌前阶段其可通过调节 TGF-β/Smads 信号通路抑制细胞增殖、促进细胞凋亡，而在肿瘤晚期，TGF-β 可能通过调节免疫机制以及肿瘤“微环境”致使肿瘤细胞发生转移。炎性细胞可合成、释放 TGF-β，从而激活 TGF-β/Smads 信号通路。TGF-β/Smads 信号通路在机体组织中生物学作用广泛，与慢性胃炎、胃溃疡等消化道疾病的发生发展密切相关。TGF-β 是调节细胞生长和分化的关键因子，在消化道胃肠上皮细胞的增殖和分化中具有重要作用，并对胃肠黏膜炎症有显著的负调控作用。TGF-β 通路表达的异常将导致胃肠道炎症、溃疡乃至恶性疾病的发生。TGF-β 及其调控的信号通路在维护胃肠黏膜屏障完整性方面具有重要作用。

黄彦平等研究以半夏泻心汤人含药血清对 Hp 感染人胃黏膜上皮细胞 GES-1 进行干预，研究表明，Hp 可通过降低人胃黏膜上皮 GES-1 细胞内 Smad2/3、TGF-β1 及 p-Smad2/3 蛋白表达，并增加 Smad7 及 p-Smad7 蛋白表达，以抑制 GES-1 细胞的增殖。而半夏泻心汤可使 GES-1 细胞中 Smad2/3、TGF-β1、p-Smad2/3 蛋白表达水平升高，Smad7、p-Smad7 蛋白表达水平降低，减轻 Hp 诱导 GES-1 细胞的损伤，故半夏泻心汤可通过 TGF-β/Smads 信号通路，对胃黏膜上皮 GES-1 细胞起到保护作用。

2. MAPK 信号通路

丝裂原活化蛋白激酶（MAPK）是一类丝氨酸 / 苏氨酸蛋白激酶，MAPK 信号通路是介导细胞反应的重要信号系统，参与细胞的生长、分裂死亡以及细胞间多种反应信号的识别、传递的处理过程。在 MAPK 通路中，p38 和 JNK 起应激反应，参与细胞凋亡及炎症反应。胞外信号调节激酶（ERK）是 MAPKs 家族成员之一，神经递质、神经营养因子、上皮生长因子可使 ERK 通路激活，活化的 ERK 可磷酸化各种细胞核转录因子和其他蛋白激酶，以影响细胞基因转录、干预相关蛋白合成。p38 是 MAPK

信号通路中的一类蛋白，除了调控炎症反应，还参与对各种生理应激通路信号的传导。其可调控应激情况下机体的炎症相关基因表达、细胞能量代谢、细胞增殖、生长和凋亡。

杨贵珍等通过观察半夏泻心汤体外抑制巨噬细胞分泌炎症因子的作用及对 MAPK 炎症信号通路的影响，揭示半夏泻心汤治疗胃炎的作用机制。研究结果显示，半夏泻心汤含药血清可在 mRNA 和蛋白水平抑制巨噬细胞表达 IL–1β、IL–8、TNF–α，并能抑制小鼠腹腔巨噬细胞内 ERK1/2、p38 信号分子的磷酸化水平。其作用机制可能是半夏泻心汤降低巨噬细胞内的 MAPK 信号通路中 ERK1/2、p38 等信号分子的磷酸化水平，从而进一步抑制 IL–1β、IL–8、TNF–α 等促炎因子的表达，减轻胃黏膜炎性反应，加速胃黏膜损伤部位的修复，起到治疗慢性胃炎的作用。

3. Hedgehog 信号通路

Hedgehog 信号通路主要由 3 个部分组成：Hedgehog 信号肽（Shh，Ihh，Dhh）、跨膜受体（Ptch，Smo）和下游转录因子（Gli）。Shh 参与多种诱导过程，在胚胎胚芽不对称性发育和中枢神经系统发育过程发挥成形素、分裂素以及分化因子等作用。Hedgehog 下游跨膜受体主要有 Ptch 和 Smo 两种，Ptch 为 12 次跨膜蛋白，而 Smo 为 7 次跨膜蛋白，结构上与 G 蛋白偶联受体家族高度相似。一般认为在缺乏 Hedgehog 信号肽时，Ptch 与 Smo 结合并抑制 Smo 的活性；当 Hedgehog 蛋白从 Hedgehog 分泌细胞释放后，直接与 Ptch 结合，解除了 Ptch 对 Smo 的抑制作用，Smo 将 Hedgehog 信号向细胞质内传递，激活下游的 Gli 转录因子。人类基因组有 3 种 Gli 相关基因：Gli–1、Gli–2 和 Gli–3，位于细胞核和细胞质，因首次在恶性胶质瘤中发现其异常高表达而得名，其中 Gli–1 是一种转录激活剂，常常被作为检测 Shh 信号通路激活的标志分子。

目前研究已证实 Hh 信号通路可促进胃腺体分化及异常激活，在肠型胃癌发生、发展过程中起关键作用。也有研究发现，慢性萎缩性胃炎大鼠的胃黏膜处于萎缩状态时，Hh 相关蛋白 Shh、Ptch、Smo 和 Gli–1 处于抑制状态。但现阶段中医干预 Hedgehog 信号通路的研究很少，后续进一步开展以 Hedgehog 信号通路为切入点干预研究，对于中医药防治胃癌前病变有重要意义。

三、抗氧化研究

氧自由基占人体内总自由基的95%以上，人体的生命活动有特殊的意义。常见的氧自由基有超氧阴离子、氢过氧基、过氧化氢、羟自由基、氧有机自由基、有机过氧基、单线态氧、活性氧、脂自由基和脂过氧基。人体在正常情况下，98%的氧还原为水，只有1%～2%的氧通过单价还原形成氧自由基。造成机体的氧自由基增多的原因分为外源性因素和内源性因素：外源性因素，主要是离子辐射、紫外线照射、超声、毒物、食物、药物及污染物；内源性因素，包括炎症时中性粒细胞“呼吸爆发”、线粒体损伤和缺血、金属中毒等。

人体体内存在一种具有清除氧自由基功能的防御系统，控制氧自由基生成量，使其不至于达到损伤人体组织的程度。机体自身抗氧化防御系统主要包括酶系清除系统和非酶系清除系统。酶系清除系统包括超SOD、过氧化氢酶（CAT）和谷胱甘肽过氧化物酶（GSH-Px）等；非酶系清除系统则包括维生素E、A、C和硒，以及半胱氨酸和谷胱甘肽等。然而机体清除氧自由基的能力是有限的，氧自由基产生过多时，就会导致机体组织受损，由此引发各种疾病。氧自由基具有杀菌、细胞毒和促进炎性渗出等重要炎症介质作用，由于氧自由基作用的靶细胞和分子无特异选择性，因此氧自由基在参与杀菌等防御作用的同时，也可能给组织细胞造成损伤。例如Hp感染、NSAIDs、缺血再灌注损伤、应激反应等所致胃黏膜损伤的模型中，均涉及氧自由基的作用。研究表明，氧自由基与慢性胃炎、急性胃黏膜损伤、胃溃疡和胃癌的发生发展有密切关系。

胃黏膜在发生炎症时产生大量的炎症因子，造成中性粒细胞浸润，通过“呼吸爆发”，将大量活性氧释放至细胞介质及体液内，导致人体体内氧化和抗氧化平衡失调及一系列自由基反应加剧。胃黏液在化学物质作用或缺血等情况下，可产生大量的氧自由基；氧自由基对缺血再灌注性胃黏膜损伤机制主要是氧自由基导致胃黏膜上皮细胞和黏膜血管内皮细胞多价不饱和脂肪酸过氧；此外，细胞能量不足时，不能维持正常的离子梯度，细胞内钙离子增多，激活一种蛋白酶，使黄嘌呤脱氢酶快速不可逆地转变成黄嘌呤氧化酶（XO）。缺血黏膜中同时有XO和次黄嘌呤的聚集，当组织再灌流时，就可产生大量的超氧自由基。超氧自由基和过氧化氢通过Haber-Weiss反应可生成细胞毒性更大的羟自由基。正常情况下，此反应过程的速度非常缓慢，当存在金属离子时，反应速度显著加速，即所谓Fenton型Haber-Weiss反应。缺血时细胞外铁水平增加，由此可增加羟自由基的生成。线粒体呼吸链受损和花生四烯酸代谢中也可产生部分氧自由基。胃肠道黄嘌呤脱氢酶的含量远高于其他任何组织，所以一旦有条件，胃黏膜将产生大量氧自由基，同时，自由基代谢失衡又会进一步加重胃黏膜的损伤，这样就形成了恶性循环，会促使细胞衰老和突变，甚至促癌。

SOD代表机体抵抗、清除自由基的能力，是催化、清除氧自由基的重要抗氧化酶类，对细胞DNA、蛋白质和细胞膜具有保护作用，也是胃黏膜的重要保护因子，此酶能清除超氧阴离子自由基，保护细胞免受损伤，不但能防止胃黏膜损伤，还可促进损伤的修复。在胃壁细胞内活性很高，其活力的高低间接反映了机体清除氧自由基的能力。当氧自由基短期内大量生成时，SOD活性会明显下降。MDA是人体内氧自由基攻击生物膜中的不饱和脂肪酸而形成的脂质过氧化物，具有很强的生物毒性，可以直接反映机体脂质过氧化的严重程度。MDA等脂质过氧化物生成过多，它能生成聚合物并与人体内的蛋白质和脱氧核糖核酸发生反应，使蛋白质的结构变异，破坏胃细胞膜的脂质双分子结构，导致变异蛋白质的细胞失去正常功能并向初期癌细胞转化，从而导致癌症。

王江等实验研究发现，半夏泻心汤中温热组药物（半夏12g，干姜9g，人参9g，大枣12g，甘草9g）可提高大鼠胃组织中SOD含量，降低MDA含量，以增加机体抗氧化能力，并减轻脂质过氧化损伤胃组织。同时研究发现，半夏泻心汤寒凉组药物（黄芩9g，黄连3g）能够抑制TNF-α、IL-8等炎性因子的释放，减轻胃黏膜炎症损伤，促进胃黏膜修复。

在Hp所致的疾病如慢性胃炎、胃及十二指肠溃疡、胃癌等，胃肠局部存在着自由基类物质活性的异常增高和与之伴随的天然抗氧化物质防御作用的削弱。Hp本身并不产生自由基类物质，却可激发白细胞产生自由基。自由基的异常释放可直接造成黏膜慢性炎症，而且自由基可攻击DNA，具有致基因突变作用。这样，长期持续的Hp感染和与之伴随的局部抗氧化水平的低下，可促成胃黏膜上皮的慢性损伤，形成迁延不愈的炎症和上皮细胞的变性，甚至最终发展成为胃癌。

姜惟等开展一项实验研究将慢性萎缩性胃炎大鼠造模，并感染Hp，分为辛开组（生半夏、干姜）、苦降组（黄芩、黄连）、辛开苦降组（生半夏、干姜、黄芩、黄连）、半夏泻心汤小剂量组和半夏泻心汤大剂量组，同时设正常对照组和西药（“三联”）对照组，测定各组大鼠血清及胃黏膜SOD、MDA含量。实验结果显示，各治疗组血清SOD均有所升高，其中三联组、苦降组、半夏泻心汤小剂量组差异显著，半夏泻心汤大剂量组差异非常显著；治疗组血清MDA均有所下降，其中苦降组、辛开苦降组、半夏泻心汤大剂量组差异显著；模型组胃黏膜Hp感染积分最高，各治疗组均有所下降；模型组大鼠不仅慢性萎缩性胃炎病变和Hp感染严重，而且血清及胃黏膜SOD活力较正常组明显下降，MDA显著升高，表明慢性胃炎合并Hp感染大鼠体内清除自由基的能力下降。半夏泻心汤小、大剂量组胃黏膜炎症和Hp感染积分都有显著下降，血清及胃黏膜SOD均显著升高，MDA均下降，表明半夏泻心汤治疗慢性胃炎合并Hp感染效果较好，该方可增强SOD活力，提高机体的抗氧化能力，促进机体对自由基的消除，从而减少自由基对胃黏腹的损伤，并加速胃部受损黏膜修复。

四、修复胃黏膜

胃黏膜黏液－碳酸氢盐屏障、黏膜的血液循环和上皮细胞的更新及一些分子［如前列腺素、表皮生长因子（EGF）、生长抑素（SS）、降钙素基因相关肽（CGRP）等］对胃黏膜细胞具有保护作用，可使消化道黏膜能抵抗各种病原微生物（Hp感染等）及其毒素、胃酸和消化酶、刺激性和损伤性物质（非甾体抗炎药、激素等）等的侵害，保持黏膜完整。侵袭因素与保护机制间一旦失衡，可致消化道黏膜损伤。

刘晓霓等将半夏泻心汤作用于反流性食管炎大鼠模型，发现反流性食管炎大鼠服用半夏泻心汤后，其食管黏膜的炎症、鳞状上皮增生和固有层延伸的发生率明显降低；胃酸含量明显减少，食管下端pH值明显增高；食管黏膜中CGRP的含量明显增加，黏膜血流量增加，损伤因子对食管的腐蚀作用减少。动物实验研究表明，半夏泻心汤能提高应激性胃溃疡大鼠胃组织中SS的表达及血、胃黏膜和脑组织中血管活性肠肽（VIP）含量，减少脑内和胃黏膜胃泌素的表达，从而减少胃酸分泌，改善胃黏膜血流量，保护胃黏膜屏障作用。EGF在胃上皮受损时具有抑制胃酸分泌的作用，有利于胃黏膜的修复，动物实验结果表明半夏泻心汤能提高慢性胃溃疡大鼠胃液中EGF的含量。

五、胃蛋白酶原研究

胃蛋白酶原（PG）由胃泌酸腺的主细胞合成，是胃蛋白酶的前体，属于门冬氨酸蛋白家族成员，无生物活性，但在胃酸作用下或在已激活的胃蛋白酶作用下可转变为具有活性的胃蛋白酶。PG有7组胃蛋白酶同工酶原，根据其生化特性、免疫原性及细胞来源的不同可分为PG Ⅰ和PG Ⅱ两个亚群。

胃蛋白酶原与萎缩性胃炎的发生密切相关，萎缩性胃炎可导致胃黏膜主细胞缺失，从而影响其分泌功能。PG Ⅰ主要由胃底腺主细胞和黏液细胞分泌，在胃癌前病变的发展过程中，当胃发生萎缩或萎缩加重时，胃黏膜细胞萎缩、肠上皮化生及幽门腺化生等导致胃底腺大量丧失，主细胞和胃窦G细胞数量明显减少，PG Ⅰ水平随之降低。PG Ⅱ由胃贲门腺及十二指肠后幽门腺分泌，在创伤性胃炎、胃溃疡等胃部疾病发生时，胰蛋白酶和脂肪酶刺激PG Ⅱ的分泌，导致PG Ⅱ水平持续升高，胃蛋白酶原比值（PGR）随之变小；且在胃癌前病变发展到胃癌的过程中，胃蛋白酶原PG Ⅰ及PGR也呈递减趋势。

《慢性萎缩性胃炎中西医结合诊疗共识意见（2017年）》指出：胃体萎缩者，PG Ⅰ、PG Ⅰ / Ⅱ比值降低；胃窦萎缩者，PG Ⅰ、PG Ⅰ / Ⅱ比值正常；全胃萎缩者则两者均降低。通常使用PG Ⅰ水平≤ 70g/L且PG Ⅰ / Ⅱ比值≤ 3.0作为萎缩性胃炎的诊断临界值。国内胃癌高发区筛查常采用PG Ⅰ水平≤ 70g/L且PG Ⅰ / Ⅱ比值≤ 7.0的标准，但目前尚缺乏大样本的随访数据加以佐证。

汤茵等分别选取60例慢性萎缩性胃炎患者（萎缩性胃炎组）、60例慢性浅表性胃炎患者（慢性浅表性胃炎组）和60例健康体检者（对照组）为研究对象，检测各组患者血清PG Ⅰ、PG Ⅱ水平，并统计PG Ⅰ/PG Ⅱ值（PGR）。研究结果发现，慢性萎缩性胃炎组血清PG Ⅰ及PGR水平均明显低于慢性浅表性胃炎组和对照组，血清PG Ⅱ水平则高于慢性浅表性胃炎组和对照组。此外，不同年龄患者血清各指标具有明显的不同，随着年龄的增加，慢性萎缩性胃炎患者血清PG Ⅰ及PGR水平呈逐渐下降趋势，血清PG Ⅱ水平则呈逐渐升高趋势。另有研究表明，血清学检测胃蛋白酶原可以作为筛查胃癌及萎缩性胃炎的指标之一，筛查出需要做胃镜的高危人群，从而用于早期诊断相关疾病，提高患者生存质量，且血清学检测具有无创、经济、简便等特点，可用于大规模筛查及健康人群体检。筛查胃癌的最佳界值分别为PG Ⅰ$<$ 74ng/mL，PGR $<$ 4，筛查萎缩性胃炎的最佳界值为PG Ⅰ$<$ 91ng/mL，PGR $<$ 9。

王菁等开展一项临床试验研究，将100例慢性萎缩性胃炎患者分为观察组和对照组，所有患者均给予常规三联治疗（阿莫西林＋克拉霉素＋枸橼酸铋钾），对照组50例同时给予胃复春，观察组50例在此基础上联合半夏泻心汤治疗，所有患者均连续治疗3个月。检测治疗前后患者PG Ⅰ、PG Ⅱ、胃泌素（GS）水平。实验结果显示，在治疗3个月后，半夏泻心汤组患者血清PG Ⅰ及GS含量明显高于胃复春组，差异具有统计学意义（$P < 0.05$），并且半夏泻心汤组的患者临床症状显著缓解。因此，半夏泻心汤可通过调节PG Ⅰ和GS的表达，起到治疗慢性萎缩性胃炎的作用。

林裕强等一项临床试验研究纳入107例Hp感染慢性胃炎患者，随机分为对照组54例，进行常规西药四联治疗（奥美拉唑胶囊＋阿莫西林＋克拉霉素＋胶体果胶铋胶囊）；治疗组患者53例，在对照组基础上服用半夏泻心汤进行治疗。治疗28天，检测患者血清PG Ⅰ、PGR及胃泌素17（G–17）水平。实验结果显示，治疗后总有效率治疗组为90.56%，对照组为79.62%，两组差异具有统计学意义（$P < 0.05$）。治疗后两组患者血清PG Ⅰ、PGR及G–17水平都有所降低，治疗组血清中PG Ⅰ、PGR及G–17水平与对照组相比降低更为显著，差异具有统计学意义（$P < 0.05$）。此研究表明，半夏泻心汤不仅能够显著改善慢性胃炎患者的临床症状，修复损伤的胃黏膜，对Hp感染有较强的抑菌作用，同时，还能够降低慢性胃炎

患者血清 PG Ⅰ、PGR 以及 G-17 水平，阻止胃炎进一步发展，是一种安全有效的治疗慢性胃炎的方法。

六、脑肠肽/胃肠激素

随着神经内分泌学与消化系统之间联系的研究不断深入，胃肠道疾病与中枢神经系统及脑肠肽代谢相关的研究也逐渐增多。通常把机体通过脑肠轴的神经内分泌网络系统的双向环路进行胃肠功能调节的这种相互作用、互相影响的关系称为脑肠互动，而脑肠肽则是指存在于中枢神经系统和胃肠道中的小分子多肽，其具有神经递质和激素的双重作用，在内脏感觉、分泌等功能的调节及胃黏膜保护方面有重要意义。脑肠肽的调节作为神经调节的重要补充，与胃肠病的病理生理有着密切的联系，若机体长期处于应激状态或遭受精神刺激，即可导致神经内分泌免疫调节失常，从而表现为脑肠互动、脑肠肽分泌的异常，进而产生诸如内脏敏感性增强、胃肠动力障碍等，出现多种胃肠功能紊乱的临床表现。

胃肠激素是一组广泛存在于胃肠道的多肽类物质，对维持胃肠道内壁的完整和调节胃肠运动起着重要作用，胃肠道激素分泌失调或受体结构、功能异常均可导致胃肠道疾病。此外，胃肠激素除了对消化系统的生理功能起着重要的调节作用，还对肿瘤、免疫及炎症等的发生、发展也起着重要的调节作用。胃癌前病变患者其胃肠激素明显不同于正常人，说明胃癌前病变使病人的胃肠激素水平发生了变化，变化的胃肠激素有可能会进一步加重疾病的发展。胃肠激素的水平可以反映胃炎的严重程度，通过对某些胃肠激素水平的检测可判断治疗效果，具有一定的临床意义。胃肠激素种类繁多，由胃肠分泌的就有 GS、SS、5- 羟色胺、SP、亮氨酸、脑啡肽、胃动素、蛙皮素、胃泌素释放素等。

1. 胃泌素

GS 由胃窦及小肠上部黏膜的 G 细胞合成与分泌，中枢神经系统的延髓迷走神经背核也含有胃泌素。其对胃黏膜的生理效应主要为促进细胞分裂增殖，黏膜血流量增加，胃及十二指肠黏膜肥厚，壁细胞数增多，故 G

细胞及其分泌胃泌素减少乃至缺失、胃黏膜营养障碍可造成或加重腺体萎缩。若胃泌素水平过高，刺激细胞壁和嗜铬细胞过度分泌胃酸，可破坏胃黏膜保护屏障，引发溃疡或减慢溃疡的愈合速度。此外，在肾脏衰竭时，肾脏对胃泌素的灭活减少，也会导致血中胃泌素水平升高。

刘思珠等一项临床研究纳入 85 例 Hp 感染慢性胃炎患者，随机分为两组。对照组给予阿莫西林 + 兰索拉唑 + 克拉霉素三联疗法治疗，观察组则在三联疗法的基础上辨证加服半夏泻心汤。治疗 1 个月后，比较两组治疗前后的 PG Ⅰ、PG Ⅱ、胃蛋白酶原比值以及 G–17 水平。实验结果显示，两组治疗后的 PG Ⅰ、PG Ⅱ比值和 G–17 水平均明显降低，且观察组较对照组降低更为明显，差异具有统计学意义（$P < 0.05$）。研究表明，半夏泻心汤与三联疗法联用可以明显降低 PG Ⅰ、PG 比值和胃泌素 17 水平，对比单纯西药三联疗法有一定优势。

李玉洁等将造模成功的 SD 大鼠随机分为模型组、半夏泻心汤组及半夏泻心汤加川乌组，分别予以相应药物进行干预，并运用酶联免疫法检测大鼠血清胃泌素水平。实验结果显示，半夏泻心汤加川乌组大鼠血清胃泌素水平显著升高，与正常组比较，具有显著性差异（$P < 0.05$）。此研究表明，半夏泻心汤加川乌可升高大鼠血清胃泌素水平，此外，在半夏泻心汤中添加半夏的反药川乌，虽然对半夏泻心汤的疗效无明显影响，但与反药同用可能会对肾脏造成一定的伤害，若长期使用可能会导致血清胃泌素水平出现升高，进而加重胃黏膜损伤症状。

2. 生长抑素

生长抑素（Somatostatin，SS）是主要由位于胃肠道、胰和神经系统中的神经内分泌细胞所分泌的多肽，属于脑肠肽，是一种对外分泌、内分泌、旁分泌及自分泌均起作用的调节肽。胃黏膜内分泌细胞 D 细胞分泌的生长抑素占全身 70% 以上，胃肠激素具有调节胃肠的功能，生长抑素抑制多种胃肠激素的释放（如 GS、胰泌素、VIP 和其他激素），影响腺体分泌和胆汁分泌，影响平滑肌收缩和胆囊收缩，抑制胃酸、胃蛋白酶的分泌及胃排空，抑制胃肠运动及肠道内容物的转运，延长小肠和结肠运转时间，同时增加大肠对水和电解质的吸收。在应激性胃黏膜损伤的发生中，自主神经功能紊乱，胃泌素分泌增加，导致胃酸分泌过多是形成胃黏膜出现损伤的重要原因。生长抑素则形成负反馈效应，这种机体神经递质相互抑制，处于一种动态的平衡状态，增加了机体的稳态性。

张忠等将90只大鼠采用水浸－束缚应激造成大鼠急性胃溃疡模型，分为正常组、模型组和半夏泻心汤全方组及各半夏泻心汤拆方组［辛开药组（半夏、干姜）、苦降药组（黄连、黄芩）、甘补药组（人参、炙甘草、大枣）、辛开苦降药组（半夏、干姜、黄连、黄芩）、甘补苦降药组（人参、炙甘草、大枣、黄连、黄芩）、辛开甘补药组（半夏、干姜、人参、炙甘草、大枣）］，以观察半夏泻心汤及各拆方组的治疗作用及对各组大鼠脑组织和胃组织SS表达（免疫组化反应）的影响。实验发现模型组SS的分泌明显减少。实验结果显示，甘补药组和全方组胃组大鼠织的SS表达增强，辛开苦降配伍比辛开甘补配伍作用增加，但甘补苦降配伍则出现减效趋势，半夏泻心汤全方组与正常组最为接近，表明半夏泻心汤全方组效果最好。模型组大鼠脑组织SS的表达出现明显下降，甘补组和全方组大鼠脑组织SS的表达明显增强，其余各组与模型组比较差异无显著性。这是由于药物主要作用于胃黏膜，对脑的调节不如对胃的调节直接，脑组织SS的表达更多是由于各方面反馈调节的综合表现。此研究得出结论：半夏泻心汤通过增加SS的表达发挥治疗作用。

张吉仲等将108只大鼠随机分组，分为模型组、辛味药组（半夏、干姜）、苦味药组（黄芩、黄连）和甘味药组（人参、炙甘草、大枣），辛苦药组（半夏、干姜、黄芩、黄连）、苦甘药组（黄芩、黄连、人参、炙甘草、大枣），辛甘药组（半夏、干姜、人参、炙甘草、大枣），半夏泻心汤全方组，另取同批次大鼠12只为空白对照。采用苦寒泻下法造成脾虚大鼠模型，使用酶联免疫法检测脾虚大鼠血清GS和SS的含量。实验结果显示，苦味药组、辛味药组、辛苦药组、半夏泻心汤全方组均可以提高模型动物血清的GS含量水平；辛味药组、辛甘药组、辛苦药组、甘味药组、半夏泻心汤全方组均可以下调模型动物血清SS的含量水平，差异均具有统计学意义（$P < 0.05$）。此研究表明，半夏泻心汤及其拆方可通过促进胃泌素分泌，抑制生长抑素的分泌，改善脾虚模型大鼠的胃肠功能。

3. 胃动素

胃动素（Motilin，MTL）是由 22 个氨基酸组成的多肽，分布于全部小肠，作用是促进和影响胃肠运动及胃肠道对水、电解质的运输。胃动素等胃肠激素分泌异常可影响消化道的功能，出现腹胀、腹泻等典型胃肠道症状。研究慢性萎缩性胃炎患者和胃癌患者的血浆胃动素水平发现，正常对照组、慢性萎缩性胃炎组及胃癌组血浆胃动素含量逐步递增，尤以胃癌患者血浆胃动素升高最为显著。

陈文剑等通过实验探讨半夏泻心汤加味配合穴位贴敷对胃动素的影响，观察组以半夏泻心汤加味配合穴位贴敷治疗，对照组予西药进行治疗，观察治疗前后血清 MTL 的水平。实验结果显示，治疗 4 周后，观察组血清 MTL 水平优于对照组，差异具有统计学意义（$P < 0.05$）。研究表明，半夏泻心汤加味配合穴位贴敷可改善血清 MTL 水平，并促进胃肠道蠕动。

陈德兴等一项动物实验研究使用大黄灌胃加应激束缚方法诱导大鼠，造成肝郁脾虚模型，然后将动物随机分为半夏泻心汤不同剂量组、模型组、西药组、空白对照组，分别接受相应药物治疗。应用放射免疫法和免疫组化法，观察大鼠中枢和外周各组织中胃肠激素 SS、MTL 的含量，测定脑肠肽含量，并观察半夏泻心汤对其影响。实验结果显示，肝郁脾虚模型动物出现中枢和外周两方面的胃肠激素紊乱，外周 MTL 减少，SS 增高，中枢则 MTL、SS 均有增加。半夏泻心汤各剂量组则对该紊乱表现出不同的调节作用，小剂量组能上调外周 MTL 而中枢作用不明显；中剂量组能降低外周 SS 含量和分布，尤以胃、十二指肠为主，中枢作用亦不明显；大剂量组则着重于中枢调节，使中枢 MTL、SS 均增加，以 MTL 增加较明显。此研究表明，半夏泻心汤对胃肠激素的调节作用，依据其剂量大小，其作用的部位有所侧重，表现在从外周到中枢的调节变化，以及促进胃肠运动和抑制胃肠运动的逐渐转变。半夏泻心汤具有对偏亢或偏抑状态下胃肠运动的双向调节作用，这与该方对胃肠激素的外周、中枢的不同调节作用有一定联系。

4. 内皮素

内皮素（Endothelin，ET）是一类有21个氨基酸残基的活性多肽，最早于1988年在血管内皮细胞中发现，是一种强烈的血管张力因子，具有强烈持久的缩血管和促血管平滑肌增殖的作用。内皮素通过旁分泌和（或）自分泌方式调节血管张力和血管血流，维持机体内环境的稳定。由于内皮素具有极强的血管活性，而胃黏膜血流的稳定对于胃黏膜的完整性又具有极其重要的作用，内皮素可通过收缩胃黏膜血管，降低胃黏膜血流，影响胃壁平滑肌的收缩，导致胃运动增强，出现胃黏膜损伤，发生胃组织炎症反应，严重者可出现萎缩、不典型增生等。慢性萎缩性胃炎患者由于内皮素升高，胃黏膜血液供应减少，胃黏膜受损甚至萎缩。胃黏膜损伤与否有赖于攻击因子和防御因子之间的平衡，而胃黏膜血流量的调节是保持胃黏膜完整的决定因素。

梁雪冰等通过动物实验研究对半夏泻心汤中5种相关活性成分甘草次酸、β-谷甾醇、小檗碱、黄芩苷及人参总皂苷进行L_{16}正交设计分组，用药后测定瘦素（Leptin）和内皮素-1（ET-1）的含量及两者mRNA表达水平。实验结果显示，甘草次酸+人参总皂苷组的血清Leptin含量最高（$P < 0.05$）；甘草次酸组的血浆ET-1含量均数最低（$P < 0.05$）。与模型组比较，小檗碱组的胃组织Leptin mRNA表达水平升高最为显著（$P < 0.05$）；β-谷甾醇组胃组织ET-1 mRNA表达水平显著降低（$P < 0.05$）。研究结果表明，半夏泻心汤相关活性成分可通过升高Leptin水平、降低ET-1水平，起到促进受损胃黏膜的修复作用。

七、细胞凋亡

细胞凋亡是指由基因控制的、高度有序的细胞主动死亡过程，即程序性细胞死亡。细胞凋亡涉及多种细胞信号传导通路，外源性凋亡和内源性凋亡是两个经典的细胞凋亡途径。细胞凋亡均具有三个典型特征：①线粒体膜电位的丧失；②细胞膜磷脂酰丝氨酸外翻；③细胞核染色质凝缩和断裂。细胞凋亡是在众多基因调控下发生的，主要基因为半胱天冬酶

Capases 家族和 Bcl–2 家族。

Caspases 家族是半胱氨酸天冬氨酸特异性蛋白酶家族，其家族成员分为两类：一类是凋亡起始者，包括 Caspase–8、9、10；另一类是凋亡执行者，包括 Caspase–3、6、7 等。起始 Caspase 在外来蛋白信号的作用下被切割激活，激活的起始 Caspase 对执行者 Caspase 进行切割并使之激活，被激活的执行者 Caspase 通过对 Caspase 靶蛋白的水解，导致程序性细胞死亡。当凋亡发生时，促凋亡蛋白被传递至线粒体，而线粒体膜结构破坏、通透性增加，引起细胞凋亡的特异性标志线粒体膜电位（Mitochondrial Membrane Potential，MMP）下降，诱导释放细胞色素 c（Cytochromec，Cyt–c）等多种凋亡诱导因子，从而激活 Caspase 级联反应，通过 Caspase 依赖性信号通路，裂解多聚（ADP– 核糖）聚合酶，终止 DNA 修复。Caspase 依赖性信号通路的执行器为半胱氨酸天冬氨酸特异性蛋白酶，Capase–3 是最关键执行分子之一，是凋亡过程中最主要的终末剪切酶，是多种凋亡途径中共同下游效应分子，其在凋亡的早期阶段被激活，裂解相应底物，最终导致细胞凋亡。

Bcl–2 蛋白家族是细胞凋亡的关键调节因子，存在于线粒体外膜。Bcl–2 蛋白家族具有 Bcl–2 同源结构域 –BH，主要体现在 4 个保守的区域，即 BH1、BH2、BH3、BH4 结构域，BH4 是抗凋亡蛋白的结构域（Bcl–2 与 Bcl–xL），BH3 是促进凋亡相关的结构域（Bax、Bad 和 Bid）。细胞凋亡主要由 Bcl–2 家族的抗凋亡蛋白 Bcl–2、Bcl–xL 等和促凋亡蛋白 Bax、Bak 等发挥调控作用。Bcl–2 可以抑制 Cyt–c 的释放，从而抑制了超氧阴离子的产生，可减少氧自由基的产生，抑制细胞凋亡。Bcl–2 家族可调控线粒体外膜通透性的机制是细胞接受凋亡信号后促凋亡因子 Bax 和 Bak 发生寡聚化，从细胞质中转移到线粒体外膜上，并与膜上的电压依赖阴离子通道相互作用，使通道开放到足以使线粒体内的凋亡因子如 Cyt–c 等释放到细胞质基质引起细胞凋亡。

刘余等研究发现，大鼠束缚水浸应激后，胃黏膜受到明显损伤，胃黏膜上皮细胞 Bcl–2 mRNA 表达明显降低，Bax mRNA 表达明显增高，Caspase–3 被明显活化，从而引发胃黏膜上皮细胞的不可逆性过度凋亡。

预先给予半夏泻心汤，则 Bcl-2 mRNA 的表达明显增强，Caspase-3 酶原的活化受到抑制，表明半夏泻心汤可通过上调胃黏膜中 Bcl-2 mRNA 表达，下调活化的凋亡执行因子 Caspase-3 的表达，抑制胃黏膜上皮细胞的过度凋亡，发挥胃黏膜抗应激性损伤的作用。姜成等对半夏泻心汤对 Hp 感染胃黏膜上皮细胞 GES-1 凋亡的影响发进行观察，检测半夏泻心汤干预后 Bax mRNA 及 Bax 蛋白的表达变化，发现半夏泻心汤通过下调 Bax 基因表达，抑制 Hp 感染细胞的凋亡，减轻了 Hp 对细胞的损伤及机体炎性反应。

八、免疫机制

1. 提高 $CD4^+T$、$CD8^+T$ 细胞表达

T 淋巴细胞作为免疫效应因子，是机体免疫系统内进行适应性免疫应答的重要角色，在免疫反应中起到主导作用。在不同细胞因子、环境下分化成 Th1、Th2、Th17、Treg，其相互诱导和制约 T 细胞复杂网络系统维持免疫系统的平衡。当两者比例出现异常时，将导致免疫系统功能紊乱而降低机体的抵抗力。

研究发现，$CD4^+T$ 细胞由 Th0 在 IL-12 介导下分化而来，其表面主要表达 CD4 分子。当 Hp 感染后通过 Hp 表面的 T 细胞抗原受体与抗原提呈细胞（巨噬细胞、Langerhans 细胞、血管内皮细胞）表面的配体（MHC Ⅱ、LPA-3、ICAM-1、BT）结合形成复合物后，通过内环境信号传导与 $CD4^+T$ 细胞表面的辅助分子（CD2、LFA-1、CD4、CD28）结合诱发免疫效用分子（IL-2、TNF-α、淋巴细胞、IFN-γ）的释放参与细胞免疫、体液免疫及促进炎症反应。$CD8^+T$ 细胞主要由 Th0 在 IL-4 介导下分化而来，又称为杀伤性 T 细胞，具有直接杀伤靶细胞的作用。因此，在 Hp 感染的慢性胃炎患者胃黏膜上皮组织的病理改变中，$CD4^+T$ 细胞发挥重要作用。另有研究发现树突状细胞激活胸腺基质淋巴生成素与 CD40 配体结合将诱导 $CD4^+T$ 细胞分化形成 Th1、Th2 细胞因子，参与慢性萎缩性胃炎炎症反应，当 Hp 感染后诱导 T 细胞引起特异性免疫反应，促使 IL-

12、IL-18、TNF-α、INF-γ 释放，进一步激活 T 淋巴细胞协同 Th1 反应加重 Th1 介导的炎症反应。因此，根除 Hp 是治疗慢性萎缩性胃炎的主要措施。

$CD8^+T$ 细胞可识别由自身 MHC-I 呈递的自身抗原，而以这种方式呈递的外源性抗原将被清除。在正常状况下，$CD8^+T$ 细胞接受抗原提呈细胞提供的双刺激信号而被激活，迁徙到肿瘤组织部位，发挥特异性细胞毒效应，释放细胞毒性物质，如穿孔素破坏细胞膜，颗粒酶进入靶细胞降解 DNA；通过表达 FasL 与靶细胞的 Fas 结合，诱导细胞凋亡；也可合成分泌细胞因子，如 IFN-γ、TNF-α 和 TNF-β 等发挥免疫效应。$CD8^+T$ 细胞在慢性胃炎发展的免疫应答中，不仅参与宿主对抗 Hp 的免疫应答，在受损的胃黏膜中，$CD8^+T$ 细胞的含量明显增高，还可能使 Hp 感染的慢性萎缩性胃炎患者出现更为严重的疾病后果。Hou 等研究发现在肿瘤组织中 $CD4^+T/CD8^+T$ 细胞的比例上升，且随着分化程度降低，$CD4^+T/CD8^+T$ 细胞的比例下降，说明随着机体炎症反应进展，其免疫反应增强、抗免疫反应减弱。

张海莲等通过免疫组织化学方法检测慢性胃炎患者胃黏膜中 $CD4^+T$、$CD8^+T$ 细胞及 Foxp3 的表达情况，研究免疫细胞及分子在疾病进展过程中变化情况及对疾病发展的影响。研究表明，Hp 感染阳性的慢性胃炎患者胃黏膜中 T 淋巴细胞亚群 $CD4^+T$ 细胞、$CD8^+T$ 细胞的浸润和 Foxp3 表达均高于 Hp 阴性的慢性胃炎患者，且在 Hp 感染阳性胃炎胃黏膜中，慢性萎缩性胃炎患者胃黏膜中 T 淋巴细胞亚群及 Foxp3 表达水平均高于慢性浅表性胃炎患者。

莫莉等一项动物实验将 108 只小鼠随机分为 10 组：①半夏泻心汤全方组；②半夏组；③甘温组；④苦寒组；⑤苦寒加半夏组；⑥甘温加半夏组；⑦苦寒加甘温组；⑧阳性药物对照组；⑨模型组；⑩空白组。其中①～⑨组建立幽门螺杆菌感染小鼠模型灌胃给药 8 天后，取各组小鼠胃黏膜做免疫组织化学染色，观察胃黏膜 $CD4^+T$ 细胞、$CD8^+T$ 细胞表达水平。实验结果显示，模型组 $CD4^+T$ 明显降低、$CD8^+T$ 明显增多、$CD4^+T/CD8^+T$ 细胞比例下降；半夏泻心汤全方组、阳性药物对照组、苦寒加甘温组、苦寒组和苦寒加半夏组胃黏膜细胞 $CD4^{+}T$、$CD8^{+}T$ 表达水平以及 $CD4^{+}T/CD8^{+}T$ 细胞比例与模型组差异均具有统计学意义（$P < 0.05$）；半夏泻心汤全方组对 $CD4^{+}T$、$CD8^{+}T$ 及 $CD4^{+}T/CD8^{+}T$ 细胞比例的作用明显优于各拆方组，差异均具有统计学意义（$P < 0.05$）。此研究表明，半夏泻心汤全方组、苦寒加甘温组、苦寒组和苦寒加半夏组对幽门螺杆菌感染胃黏膜导致的 T 淋巴细胞亚群失调具有明显的调节作用，其中半夏泻心汤全方组作用显著。王雪梅等一项临床实验纳入 120 例脾胃湿热型慢性萎缩性胃炎患者，随机分为对照组和观察组各 60 例。两组均予西药兰索拉唑片、阿莫西林胶囊、克拉霉素胶囊治疗，观察组在对照组治疗基础上加用半夏泻心汤加减辨治。治疗 2 个月后，比较 2 组患者中医证候积分及免疫功能指标 $CD4^{+}T$、$CD8^{+}T$ 及 $CD4^{+}T/CD8^{+}T$ 细胞比例。实验结果显示，经治疗后，观察组中医证候积分明显优于对照组，差异均具有统计学意义（$P < 0.05$）；两组患者经治疗后 $CD4^{+}T$、$CD4^{+}T/CD8^{+}T$ 均较治疗前明显升高，且观察组高于对照组，差异均具有统计学意义（$P < 0.05$）；两组 $CD8^{+}T$ 水平均较治疗前明显下降，且观察组低于对照组，差异均具有统计学意义（$P < 0.05$）；两组患者治疗过程中均无明显药物不良反应。此研究表明，半夏泻心汤加减辨证治疗可明显改善脾胃湿热型慢性萎缩性胃炎患者免疫功能，且不增加药物不良反应，具有较高的临床价值。

2. 细胞毒性淋巴细胞成熟因子 IL-12

IL-12 又称细胞毒性淋巴细胞成熟因子或称自然杀伤细胞刺激因子。它不仅联系着辅助细胞和淋巴细胞，而且是指导巨噬细胞和树突状细胞发挥功能的关键因子。IL-12 能促进 Th1 增殖，诱导 NK 细胞和 T 细胞产生 IFN-γ，提高 NK 细胞的细胞毒作用，促进细胞毒性 T 细胞的形成，并可促使 NK 细胞活化。在机体早期的非特异性免疫和抗原特异性适应性免疫过程中都具有重要的作用。研究表明，IL-12 在 Hp 感染的慢性胃炎患者中胃黏膜组织的表达占优势，参与了 Hp 相关性慢性胃炎的发生、发展。

崔国宁等通过实验研究半夏泻心汤联合 IL-12 转染骨髓间充质干细胞（BMSCs）对胃癌荷瘤裸鼠的抑瘤作用，采用 RT-qPCR 法检测 BMSCs 中 IL-12 基因表达。结果显示，经慢病毒介导 IL-12 基因转染 BMSCs

后，BMSCs 中 IL–12 基因表达明显升高，证实成功构建 IL–12 过表达的 BMSCs。通过对胃癌荷瘤裸鼠尾静脉注射被 IL–12 过表达的 BMSCs，与成瘤组、空载组比较，胃癌荷瘤裸鼠肿瘤体积明显减小，瘤质量明显减轻，抑瘤率达 36.9%，同时发现半夏泻心汤对胃癌荷瘤裸鼠肿瘤也有显著的抑瘤作用。半夏泻心汤与 IL–12 过表达慢病毒转染 BMSCs 联合过表达慢病毒对胃癌荷瘤裸鼠肿瘤平均抑制率达 60.5%，明显高于转染组和药物组。因此，半夏泻心汤及 IL–12 过表达慢病毒转染的 BMSCs 对胃癌荷瘤裸鼠均有一定的抑瘤作用，二者联合具有显著的协同增效作用。

第三章　半夏泻心汤治疗慢性胃炎病案举隅

第一节　胃脘痛

（一）半夏泻心汤合旋覆代赭汤治疗胃脘痛之瘀血停滞证

高某，男，41岁，2019年6月初诊。

主诉：胃脘疼痛半月余。

现病史：半月前患者无明显诱因出现胃脘部疼痛，每于餐后加重，偶伴反酸烧心，时有呃逆，喜温喜按，餐后胃脘部胀满不适，不知饥。寐可，二便调。舌暗，苔薄白，脉沉弦。

既往史：无高血压、糖尿病、冠心病等慢性病史；无传染病史；否认烟酒史。

过敏史：否认药物、食物过敏史。

体格检查：T 36.3℃，P 74次/分，R 18次/分，BP 130/70mmHg。

神清，精神可，查体合作，对答切题，发育正常，营养中等，面色少华，形体适中，周身皮肤黏膜未见皮疹、黄染及出血点，浅表淋巴结未触及肿大，头颅无畸形，双瞳孔等大等圆，直径约3.0mm，反射存在，眼可动，无眼震，粗测视力正常、视野无缺损。鼻唇沟对称，伸舌居中，唇色淡红。双侧颈动脉对称，颈静脉无怒张，颈无抵抗，气管居中，甲状腺无肿大，胸廓对称，双肺叩诊音清。双肺呼吸音正常，未闻及明显干、湿性啰音，心脏浊音界正常，心音可，HR 77次/分，心律齐，各瓣膜听诊区未闻及杂音。腹软，无压痛、反跳痛及肌紧张。肝脏、脾脏未触及肿大，肝区、双肾区无叩击痛。无双下肢水肿。四肢肌力、肌张力、肌容量正常。生理反射存在，病理反射未引出。感觉对称，共济可。

辅助检查：Hp（－）；胃镜示慢性萎缩性胃炎。

西医诊断：慢性萎缩性胃炎。

中医诊断：胃脘痛。

证型诊断：瘀血停滞证。

中医治法：行气止痛，活血化瘀。

处方：半夏泻心汤合旋覆代赭汤加减。

法半夏 9g	茯苓 20g	陈皮 12g	黄连 3g
旋覆花 15g	代赭石 10g	党参 15g	黄芩 10g
吴茱萸 6g	当归 12g	丹参 10g	高良姜 6g
香附 10g	木香 12g	砂仁 6g	紫苏梗 10g
鸡内金 10g	三七粉 10g	炒白术 10g	

水煎服，加姜 3 片，枣 5 枚，日 1 剂，3 餐后顿服，共 7 剂。

按：《伤寒论》中半夏泻心汤是调理脾胃的经典方剂之一。脾胃同居中焦，为气血生化之源、气机升降上达下输之枢机，故治疗脾胃疾病关键在于调理脾胃升降功能。“太阴湿土，得阳试运，阳明燥土，得阴自安”“脾为阴脏，脾虚易湿盛；胃为阳腑，胃病多热盛”，所以脾胃为病，多见湿热互结、寒热错杂之证。半夏泻心汤则正对以上病机而设，脾胃疾病中用之最广。

胃主受纳、腐熟水谷，其气以和降为顺，故胃痛的发生与饮食不节关系最为密切。若饮食不节，暴饮暴食，损伤脾胃，饮食停滞，致使胃气失和，胃中气机阻滞，不通则痛；若五味过极，辛辣无度，或恣食肥甘厚味，或饮酒如浆，则伤脾碍胃，蕴湿生热，阻滞气机，以致胃气阻滞，不通则痛，皆可导致胃痛。故《素问·痹论》曰：“饮食自倍，肠胃乃伤。”《医学正传·胃脘痛》曰：“初致病之由，多因纵恣口腹，喜好辛酸，恣饮热酒煎爝，复餐寒凉生冷，朝伤暮损，日积月深……故胃脘疼痛。”

方中半夏配黄连为调胃肠、理气机、和阴阳的最基本配伍。半夏辛温，善化痰散结，和胃降逆；黄连苦寒，善清热燥湿，调胃厚肠。两药配伍，用半夏之辛温开壅结之痰湿，以黄连之苦降清痰湿之热结。两药合用，辛开苦降，疏理气机，调和胃肠，寒温并施，清热无碍祛湿，燥湿又无碍清热，具相辅相使之妙，有散寒清热、和胃降逆、开郁散结之功。一阳一阴，一温一寒，是调和胃肠、协理阴阳、疏理气机最经典的药对。

患者脾胃虚弱，气虚血瘀致胃脘痞闷胀满疼痛、频频嗳气，甚或呃逆。方中旋覆花性温而能下气消痰，降逆止嗳；代赭石质重而沉降，善镇冲逆，但味苦气寒，故用量稍小为臣药；高良姜和胃降逆以增止呕之效，宣散水气以助祛痰之功；半夏辛温，祛痰散结，降逆和胃；党参、甘草、大枣益脾胃，补气虚，扶中气；丹参、当归合用活血化瘀，配伍砂仁、木香，即丹参饮。诸药配合，共成降逆化痰、行气化瘀之剂。张锡纯云：脾胃居中焦以升降气化，若有瘀积，气化不能升降，是以易至胀满，用鸡内金为脏器疗法。若再与白术等分并用，为消化瘀积之要药，更为健补脾胃之妙品。以白术配鸡内金为对，一补一消，共奏健脾消积之功。三七与鸡内金配对，除有上述消积滞、健脾胃、化瘀积之功外，更要提及的是，三七兼具良好的止血和活血化瘀的双向调节功能，有止血而不留瘀、化瘀而不伤血之妙。

二诊：患者诉呃逆、反酸、烧心等症状消失，餐后偶有轻微上腹痛，得温则缓，食量较前增加。处方用一诊方去旋覆花、代赭石、紫苏梗，减党参为10g，吴茱萸3g。水煎服，加姜3片，枣5枚，日1剂，3餐后顿服，共14剂。

三诊：上述症状减轻，偶食辛辣刺激未诉特殊不适，偶有大便稀软，未诉腹痛。处方用二诊方加白扁豆10g，去高良姜。煎服法同前，共7剂。

四诊：诸症消失，无余不适。

（二）半夏泻心汤合沙参麦冬汤治疗胃脘痛之胃阴亏虚证

田某，女，60岁，2019年9月初诊。

主诉：间断胃脘灼痛2周余。

现病史：患者两周前无明显诱因突发胃痛，甚则呕吐酸水，喜冷饮，饥不知食，口干，胸胁满闷，便干，夜间寐差，形体消瘦。舌红少津，脉细数。

既往史：无高血压、糖尿病、冠心病等慢性病史；无传染病史；否认烟酒史。

过敏史：否认药物、食物过敏史。

体格检查：T 36.1℃，P 79 次 / 分，R 18 次 / 分，BP 120/75mmHg。

神清，精神可，查体合作，对答切题，发育正常，营养中等，面色少华，形体适中，周身皮肤黏膜未见皮疹、黄染及出血点，浅表淋巴结未触及肿大，头颅无畸形，双瞳孔等大等圆，直径约 3.0mm，反射存在，眼可动，无眼震，粗测视力正常、视野无缺损。鼻唇沟对称，伸舌居中，唇色淡红。双侧颈动脉对称，颈静脉无怒张，颈无抵抗，气管居中，甲状腺无肿大，胸廓对称，双肺叩诊音清。双肺呼吸音正常，未闻及明显干、湿性啰音，心脏浊音界正常，心音可，HR 79 次 / 分，心律齐，各瓣膜听诊区未闻及杂音。腹软，无压痛、反跳痛及肌紧张。肝脏、脾脏未触及肿大，肝区、双肾区无叩击痛。无双下肢水肿。四肢肌力、肌张力、肌容量正常。生理反射存在，病理反射未引出。感觉对称，共济可。

辅助检查：胃镜示慢性萎缩性胃炎；C–13 呼气试验示 Hp（+）。

西医诊断：慢性萎缩性胃炎。

中医诊断：胃脘痛。

证型诊断：胃阴亏虚证。

中医治法：清热养阴，疏肝和胃。

处方：半夏泻心汤合沙参麦冬汤。

半夏 10g	黄芩 6g	黄连 6g	党参 10g
干姜 6g	葛根 10g	茯苓 15g	生地黄 12g
牡丹皮 10g	川楝子 6g	甘草 6g	沙参 12g
麦冬 10g	焦麦芽 15g	当归 10g	郁金 10g
香附 10g	白芍 10g		

水煎服，加姜 3 片，枣 5 枚，日 1 剂，早晚温服，共 7 剂。

按：沙参麦冬汤为滋养胃阴的名方，医案中治疗胃阴不足胃脘痛，除此之外还可用以治疗肺、肝阴亏，甚至四肢肌肉筋脉失于滋养的疾患，这也是遵从中医“异病同治”的理论观点。案中半夏泻心汤与沙参麦冬汤合用治疗胃阴亏虚证胃痛，患者既有胃阴亏虚，又有肝木克土，胃阴损伤，胃之受纳功能受损，肝木克土，胃腑通降无权而导致胃脘胀满疼痛。因此把握住“补益脾土”“抑木扶土”“泻胃中实邪”三个基本原则，最后随证治之，予安神之品补脾益心助睡眠。

沙参麦冬汤是清代名医吴鞠通为温病后期燥伤肺胃阴分而创立，堪称清养肺胃、生津润燥代表方剂。沙参麦冬汤由沙参、麦冬、玉竹、天花粉、冬桑叶、生扁豆、生甘草组成。其中麦冬、玉竹、天花粉养胃生津；沙参、冬桑叶滋阴清热；生扁豆、生甘草补中益气，兼以化湿。诸药合用，既养肺胃，清余热，亦可防止滋阴之品助湿呆胃，是滋养胃阴较理想的方剂。而方中沙参与麦冬两味药的用量，各家亦众说纷纭。国家名老中医朱良春主张药味少而量大，建议用量甚至可达各60g，酌情而定，与天时地利相结合，符合中医“天人合一”的整体观念。

胃痛以上腹胃脘部疼痛为主要临床特征，需与痞满、心痛、胁痛等相鉴别。本病常由外感寒邪，饮食伤胃，情志不遂，脾胃虚弱，以及气滞、瘀血、痰饮等病因所致，可一种病因单独致病，也可多种病因共同致病。病变部位主要在胃，与肝脾关系密切，与胆肾也有关。基本病机为胃气阻滞，胃络瘀阻，胃失所养，不通则痛。预后一般较好，转归主要有胃脘积块和便血、吐血等。对胃痛患者，要特别强调饮食和精神方面的调摄，它是治疗及预防不可或缺的措施。

二诊：胃痛大减，胸胁舒畅，嘈杂吐酸基本消失，胃脘稍感满闷，纳差，大便干，3日1行，寐可，舌淡红，脉细数。方用一诊原方去生地黄，加枳壳10g，鸡内金15g，瓜蒌仁12g，酸枣仁12g，首乌藤30g，水煎服，日1剂，早晚温服，共7剂。

按：原方行之有效，患者症状有所减弱，部分伴随症状消失，故继续使用原方，加首乌藤、酸枣仁以交通心肾，滋阴养血以助眠。

三诊：胃痛继得大减，情志不畅时偶有胃痛，寐可，便可。三诊方用二诊原方去首乌藤，减瓜蒌仁半，加柴胡6g，玫瑰花10g，代代花10g，后复诊无余不适。

按：路志正指出，脾胃虚者，药多量大则不易吸收，小剂轻灵活泼，可使脾胃有生发之机，往往奏效。故他选药时，常选性味平和之品，慎用易伤中阳之大苦大寒及易伤阴助火之大辛大热之品。施今墨在治疗肝胃不和之胃炎时常采撷代代花、玫瑰花、月季花、厚朴花、合欢花等花类药；

盛国荣喜用川朴花、扁豆花、绿萼梅、葛花等花类药，疏而不峻，补而不滞，动静相宜，有利于机体气血的调畅。

（三）半夏泻心汤合良附丸治疗胃脘痛之寒邪客胃证

高某，男，27 岁，2019 年 8 月初诊。

主诉：胃脘部疼痛 3 天。

现病史：患者述 3 日前食冷饮后出现胃脘部疼痛，自觉胃中寒冷，用热水袋热敷疼痛可有所缓解，无反酸、烧心，时有嗳气、呃逆，偶有腹中鸣响，无腹胀、腹痛，纳差，寐安，小便调，大便溏，日行 2 次。舌淡，苔薄白，脉弦而紧。

既往史：无高血压、糖尿病、冠心病等慢性病史；无传染病史；否认烟酒史。

过敏史：否认药物、食物过敏史。

体格检查：T 36.3℃，P 72 次 / 分，R 19 次 / 分，BP 115/80mmHg。

神清，精神可，查体合作，对答切题，发育正常，营养中等，面色少华，形体适中，周身皮肤黏膜未见皮疹、黄染及出血点，浅表淋巴结未触及肿大，头颅无畸形，双瞳孔等大等圆，直径约 3.0mm，反射存在，眼可动，无眼震，粗测视力正常、视野无缺损。鼻唇沟对称，伸舌居中，唇色淡红。双侧颈动脉对称，颈静脉无怒张，颈无抵抗，气管居中，甲状腺无肿大，胸廓对称，双肺叩诊音清。双肺呼吸音正常，未闻及明显干、湿性啰音，心脏浊音界正常，心音可，HR 72 次 / 分，心律齐，各瓣膜听诊区未闻及杂音。腹软，无压痛、反跳痛及肌紧张。肝脏、脾脏未触及肿大，肝区、双肾区无叩击痛。无双下肢水肿。四肢肌力、肌张力、肌容量正常。生理反射存在，病理反射未引出。感觉对称，共济可。

辅助检查：电子胃镜示慢性胃炎；两个月前体检查 C–13 试验示 Hp（－）。

西医诊断：慢性胃炎。

中医诊断：胃脘痛。

证型诊断：寒邪客胃证。

中医治法：温中散寒，和胃止痛。

处方：半夏泻心汤合良附丸加减。

法半夏 9g	黄芩 9g	黄连 3g	高良姜 9g
香附 12g	党参 12g	黄芪 12g	白芍 9g
紫苏梗 9g	杏仁 9g	木香 9g	砂仁 6g
茯苓 15g	陈皮 9g	炙甘草 6g	

水煎服，加大枣 4 枚，日 1 剂，分早晚两次餐后温服，共 4 剂。

按：结合患者胃脘部疼痛，自觉胃中寒冷，及饮食史可诊断患者为胃脘痛，寒邪客胃证。患者饮食不节，嗜食寒凉，寒食伤中，寒邪直中胃脘，致胃失和降，气机阻滞，发为胃脘痛，故治疗以温中散寒、和胃止痛为主；除胃脘痛外，患者另有嗳气、呃逆、便溏等症，此为寒邪客胃致气机阻滞，脾胃升降失常所致，半夏泻心汤出自仲景《伤寒论》，有“和方之首”之称，故方用半夏泻心汤以辛开苦降，调和气机，合良附丸以温胃散寒，理气止痛。半夏泻心汤方用法半夏以降逆和胃；用黄芩、黄连取其味苦主降之性，助半夏以降气和胃止呃；高良姜、香附温脾胃之阳，以散寒止痛；党参、黄芪以温中健脾益气；紫苏梗、杏仁、木香、砂仁、陈皮、茯苓行气和胃，以调畅气机；白芍、甘草以和中缓急，调和诸药。

二诊：患者诉胃脘部疼痛有所减轻，未再觉胃中寒冷，仍偶有嗳气、呃逆，偶有腹胀，无腹痛，大便量少，日行 1 次，舌淡，苔薄白，脉弦。处方用原方去黄芪、党参、黄芩，加旋覆花 10g，煅赭石 10g，厚朴 10g，枳壳 15g，高良姜改为 6g，共 4 剂。

按：患者胃脘部疼痛减轻，未再觉胃中寒冷，证明原方奏效，治疗无误，此时患者胃中寒邪减轻，应行气通便，以助正气逐邪外出，故用枳壳、厚朴以行气通便，而停用党参、黄芪。旋覆花性温而能下气消痰，降逆止嗳；代赭石性寒而沉降，善镇冲逆，故另加旋覆花、代赭石以奏降逆止呃之功。

三诊：患者胃脘部无不适，食量食欲有所恢复，但较发病前仍有所减少，无嗳气、呃逆，无反酸、烧心，无腹胀、腹痛，二便调，舌淡红，苔薄黄，脉细弱。处方用香砂六君子汤合保和丸加减：

木香 12g	砂仁 6g	陈皮 12g	半夏 9g
党参 12g	茯苓 15g	白术 9g	焦山楂 12g

鸡内金 9g　　焦神曲 15g　　炒谷芽 15g　　炒麦芽 15g
连翘 6g

水煎服，日 1 剂，分早晚两次饭后温服。共 7 剂。

按：患者已无胃脘部疼痛及其他不适，亦无呃逆、嗳气等脾胃气机失调的表现，此时患者寒邪客胃诸症初愈，脾胃之气因寒邪犯胃造成的损耗尚未完全恢复，因而患者仍有食欲略有减退的表现，故用保和丸以健脾消食，恢复食欲；另用香砂六君子汤以健脾益气和胃，补益脾胃之气，有助于患者进一步恢复。

（四）半夏泻心汤合柴胡疏肝散治疗胃脘痛之肝气犯胃证

张某，女，57 岁，2019 年 4 月首诊。

主诉：间断胃脘部胀痛 2 年余。

现病史：2 年前患者无明显诱因出现胃脘部疼痛，平素性情急躁易怒，每逢烦躁发怒或食生冷之物后病情加重，时有嗳气，胃脘部如有气体梗阻，得嗳气后稍缓解，时有右侧胁下胀痛，口苦，偶有反酸烧心，无恶心呕吐，无腹痛腹胀，无腹泻，纳少，失眠，焦虑易激惹，夜尿频多，白日小便尚可，大便可，日行 1 次。舌红，苔黄，脉弦。已停经近 10 年。

既往史：高血压 5 年余，血压最高达 160/100mmHg，平素口服降压药物，血压控制尚可，无糖尿病、冠心病等慢性病史；无传染病史；否认烟酒史。

过敏史：否认药物、食物过敏史。

体格检查：T 36.6℃，P 71 次 / 分，R 19 次 / 分，BP 130/80mmHg。

神清，精神可，查体合作，对答切题，发育正常，营养中等，面色少华，形体适中，周身皮肤黏膜未见皮疹、黄染及出血点，浅表淋巴结未触及肿大，头颅无畸形，双瞳孔等大等圆，直径约 3.0mm，反射存在，眼可动，无眼震，粗测视力正常、视野无缺损。鼻唇沟对称，伸舌居中，唇色稍淡。双侧颈动脉对称，颈静脉无怒张，颈无抵抗，气管居中，甲状腺无肿大，胸廓对称，双肺叩诊音清。双肺呼吸音正常，未闻及明显干、湿性啰音，心脏浊音界正常，心音可，HR 71 次 / 分，心律齐，各瓣膜听诊区未闻及杂音。腹软，无压痛、反跳痛及肌紧张。肝脏、脾脏未触及肿大，肝区、双肾区无叩击痛。双下肢无水肿。四肢肌力、肌张力、肌容量正常。生理反射存在，病理反射未引出。感觉对称，共济可。舌红，苔黄，脉弦。

辅助检查：电子胃镜示慢性萎缩性胃炎；C-13 呼气试验示 Hp（+）。

西医诊断：慢性萎缩性胃炎；高血压。

中医诊断：胃脘痛。

证型诊断：肝气犯胃证。

中医治法：疏肝理气，和胃止痛。

处方：半夏泻心汤合柴胡疏肝散加减。

法半夏 9g	干姜 6g	黄芩 9g	黄连 3g
柴胡 12g	川芎 9g	白芍 15g	枳壳 12g
陈皮 15g	青皮 9g	香附 9g	生甘草 6g
合欢花 12g	首乌藤 9g	栀子 9g	炒白术 12g
茯神 15g	煅龙骨 9g	煅牡蛎 9g	远志 9g

水煎服，日 1 剂，分早晚两次饭后温服，共 7 剂。

按：《素问·宝命全形论》有“土得木而达”之说，脾胃主气机之升降，而气机之升降又有赖于肝之疏泄。若忧思恼怒，情志不遂，肝失疏泄，肝郁气滞，横逆犯胃，以致胃气失和，胃气阻滞，即可发为胃痛。而肝之疏泄，与气血之运行、胆腑之通降、郁火之生成皆密切相关，而以上三者，皆可导致胃痛。如国医大师张镜人认为，脾胃升降的生理活动全赖肝胆的疏泄功能，肝胆疏泄功能减退，则脾胃升降秩序失常，故而以通为用是治疗肝郁气滞所致胃痛的治疗大法，常以“通降”药物作为主要药物；如董建华喜用香附、苏梗、陈皮、香橼皮、佛手、枳壳、大腹皮等行气通降，认为可收以通为补之效。患者平素情志不舒，烦躁易怒，怒则肝气上，肝失疏泄，气机不畅，木旺乘土，横逆犯胃，导致胃失和降，气机阻滞，不通则痛。肝气不畅，内郁化火，故而烦躁易怒；肝胃气机不畅，郁而化热，故吞酸；肝胃之火上行，致心火旺盛，肾水难以制心火，故而夜寐不安。

综上所述，患者诸多症状，皆与患者情志不舒、肝气郁滞有关。故治疗以疏肝理气、和胃止痛为主，且患者脾胃畏冷，舌脉反有热象，此寒热错杂之象，亦应注重寒热平调，故方用半夏泻心汤合柴胡疏肝散加减。方中以柴胡功善疏肝解郁，香附理气疏肝而止痛，川芎活血行气以止痛，助柴胡以解肝经之郁滞，并增行气活血止痛之效；陈皮、青皮、枳壳理气行滞；法半夏消痞散结，黄芩、黄连共用以苦寒之品清中焦之热，干姜则温中散寒，上四味共用，则可寒热并用，攻补兼施，可平调错杂之寒热，并可和胃消痞；另用龙骨、牡蛎、首乌藤、合欢花、远志、茯神以交通心肾、安神助眠；栀子合柴胡、黄芩、川芎以疏肝解郁，使郁热得解，则利于肝气得调达；白芍、甘草养血柔肝、缓急止痛、调和诸药。

二诊：患者诉胃脘部疼痛及右侧胁下胀痛均略有减轻，未再出现胃脘部胀满，仍时有反酸烧心，时有嗳气，平素多有烦躁，善太息，自服药以来夜寐渐安，舌淡红，苔薄黄，脉弦。处方：

柴胡 15g	延胡索 12g	川芎 9g	白芍 15g
枳壳 12g	香附 9g	木香 12g	砂仁 6g
沉香 6g	青皮 9g	陈皮 12g	合欢花 12g
首乌藤 9g	栀子 9g	黄芩 9g	茯神 15g
远志 9g	川楝子 6g	炙甘草 6g	薄荷 6g
紫苏梗 9g	厚朴 9g	北沙参 9g	知母 6g
金铃子 6g			

水煎服，加生姜 3 片，日 1 剂，分早晚两次饭后温服，共 7 剂。

按：患者胃脘部胀满已消失，仍以胃脘部疼痛为主症，故加延胡索以增强行气止痛之功。患者仍反酸烧心、时有嗳气，此肝气犯胃致胃气上逆所致，朱良春认为，肝逆犯胃是慢性萎缩性胃炎的一个突出的证候。然养胃不忘制肝，正是中医整体观的体现，为此，朱师尝取甘寒濡养，酸甘化阴之法，养胃阴以制木横，故应参以半夏厚朴汤之义，同时参以养胃阴制木横的方法，加紫苏梗、厚朴以和降胃气；加沙参、知母以滋养胃阴，以制木横；患者平素情志不畅，肝郁日久，故应加强疏肝行气解郁之功，遂加用沉香、薄荷、川楝子，以行气解郁、疏肝泄热。而川楝子、金铃子、延胡索又可参金铃子散之义，川楝子味苦性寒归经入肝，本品性主降泄，能疏肝郁、清肝火、止疼痛、除湿热。《珍珠囊》云："主上下部腹痛，心暴痛。"延胡索味辛苦性温归经肝胃，本品温而和畅，辛润走散，能畅血脉、消瘀血、散滞气、行壅结、通经络、止疼痛。《本草纲目》:“玄胡索能行血中气滞，气中血滞，故专治一身上下诸痛，用之中的，妙不可言。”《本草求真》:“延胡索，不论是血是气，积而不散者，服此力能通达，以其性温则于气血能行能畅，味辛则于气血能润能散，所以理一身上下诸痛，往往独行功多。”所以，在方中以金铃子清热行气、泄气分之热以止痛，延胡索活血行气、行血分之滞而止痛。二药合用，疏肝泄热，行气止痛，而尤善于止痛。肝火清，气滞散，血脉畅，其痛自止。

三诊：患者诉胃脘部疼痛及右侧胁下胀痛进一步减轻，无嗳气，反酸、烧心减轻，近来心情舒畅，饮食可、寐尚可。处方较二诊用方去延胡索、金铃子、青皮、紫苏梗、厚朴，继予 7 剂，以进一步减轻症状，稳定病情。嘱患者调情志，节饮食。

按：患者肝气郁滞所致诸症均得以减轻，故此时应减少理气之品的用量，正如魏之琇在《续名医类案》中云:“此病外间多用四磨、五香、六郁、逍遥，新病多效，久服则杀人矣。”理气药在胃痛的治疗中，虽然效果颇佳，但是久服必耗气伤阴，对理气之品的用量控制是我们应当注重的问题。此时还应嘱患者调畅情志，遵循《内经》“春三月”的养生指导理论，不使肝气暴上。消化系统疾病易使患者产生焦虑情绪，而焦虑情绪亦可加重消化系统疾病，若患者能有效调畅情志，则既利于病症的恢复，又利于保持长期的良好情绪，进一步恢复健康。

（五）半夏泻心汤合丹栀逍遥散治疗胃脘痛之肝胃郁热证

王某，男，59 岁，2019 年 6 月初诊。

主诉：胃脘部灼热疼痛 2 月余。

现病史：2 个月前患者无明显诱因出现胃脘部灼热疼痛，伴胸骨下轻微灼痛、两侧胁下疼痛，时有反酸、烧心，偶有干呕，口干口苦，目赤肿痛，偶有头昏胀痛，无腹痛腹胀，纳可，寐欠安，小便可，大便干，约 3 日 1 行。舌红，苔薄黄，脉弦滑。

既往史：高血压史 7 年余，血压最高达 180/110mmHg，平素服药控制尚可，无糖尿病、冠心病等慢性病史；无传染病史；否认烟酒史。

过敏史：否认药物、食物过敏史。

体格检查：T 36.4℃，P 81 次 / 分，R 19 次 / 分，BP 135/75mmHg。

神清，精神可，查体合作，对答切题，发育正常，营养中等，面色少华，形体适中，周身皮肤黏膜未见皮疹、黄染及出血点，浅表淋巴结未触及肿大，头颅无畸形，双瞳孔等大等圆，直径约 3.0mm，反射存在，眼可动，无眼震，粗测视力正常、视野无缺损。鼻唇沟对称，伸舌居中，唇色稍淡。双侧颈动脉对称，颈静脉无怒张，颈无抵抗，气管居中，甲状腺无肿大，胸廓对称，双肺叩诊音清。双肺呼吸音正常，未闻及明显干、湿性啰音，心脏浊音界正常，心音可，HR 81 次 / 分，心律齐，各瓣膜听诊区未闻及杂音。腹软，无压痛、反跳痛及肌紧张。肝脏、脾脏未触及肿大，肝区、双肾区无叩击痛。无双下肢水肿。四肢肌力、肌张力、肌容量正常。生理反射存在，病理反射未引出。感觉对称，共济可。舌红，苔薄黄，脉弦滑。

辅助检查：电子胃镜示食管炎 LA-A，慢性胃炎伴糜烂；C-13 呼气试验示 Hp（-）；心电图无明显异常。

西医诊断：慢性胃炎；食管炎；高血压。

中医诊断：胃脘痛。

证型诊断：肝胃郁热证。

中医治法：疏肝泄热，理气和胃。

处方：半夏泻心汤合丹栀逍遥散加减。

法半夏 9g　黄芩 9g　黄连 9g　吴茱萸 3g
柴胡 12g　白芍 15g　薄荷 6g　当归 9g
砂仁 9g　香橼 9g　佛手 9g　生白术 12g
茯苓 15g　牡丹皮 9g　栀子 12g　炙甘草 6g
檀香 6g　海螵蛸 9g　延胡索 9g　煅瓦楞子 15g
党参 9g

水煎服，加生姜 3 片，日 1 剂，分早晚两次餐后温服，共 7 剂。

按： 首先分析患者病机，患者年 59 岁，肝失疏泄，肝气郁滞，肝郁日久，化生火热，肝气犯胃，致胃失和降，气机阻滞，郁久化热，发为胃痛。肝气不舒，胃失和降，肝气协胃气上冲，故有吞酸；肝郁化热，致胆失通降，胆火不泄，唐容川《本草问答》云"苦者，火之味也"，故生口苦；肝在窍为木，《内经》云“肝受血而能视”，今肝热上犯清窍，故目赤而肿痛；结合患者舌红、苔薄黄，脉弦，此皆为肝气郁滞、郁久化热之象，所以诊断为胃脘痛之肝胃郁热证，方用丹栀逍遥散以疏肝泄热，合半夏泻心汤以辛开苦降，理气和胃。方用柴胡以疏肝行气解郁；当归、白芍以柔肝止痛；半夏以降逆和胃；用黄芩、黄连取其味苦主降之性，助半夏以降气逆，党参健脾益气，共奏调理肝胃气机之功；肝胃郁热，久则伤阴，故另加香橼、佛手、砂仁、薄荷，以疏肝行气和胃，且治气而不伤阴；“火郁发之”，遵此原则，用栀子以清泄三焦火热，牡丹皮以清血中之热，二者并用，以清郁火；以瓦楞子、海螵蛸、延胡索行气制酸止痛，以针对主症之胃脘及胁肋部疼痛；檀香可行气和胃，活血化瘀，以防肝郁日久，气机郁滞，化生瘀血，且据相关文献表明，檀香对胸骨后疼痛具有良好疗效，面面俱到，标本同治。

二诊：患者胃脘部疼痛及两侧胁下疼痛减轻，反酸、烧心及胸骨后灼痛消失，仍目赤肿痛，头昏头胀，以巅顶部胀痛为主，大便仍干，约3日1行。舌红，苔黄，脉弦滑数。处方用原方去檀香、延胡索、海螵蛸、瓦楞子、法半夏，加泽泻9g，升麻9g，野菊花12g，决明子9g，夏枯草12g，生地黄9g。共7剂。

按：患者因胃酸所致的胃脘部及胸骨后疼痛均有所减轻，故去瓦楞子、海螵蛸、延胡索、檀香；患者诉头昏头胀，目赤肿痛，此均为肝火上犯头目所致，应清肝泄热以清利头目，且火郁宜发之，其因肝气上犯而导致的巅顶胀痛不宜降逆，宜发散，因而去半夏，加升麻、泽泻以升散郁火，夏枯草、决明子、野菊花以清肝泄热明目，并加生地黄以滋肝肾之阴，不忘阴之损耗。

三诊：患者两侧胁下偶有胀痛感，眼干目赤及头昏头胀减轻，自诉夜寐不安，大便干。处方用二诊方去升麻、香橼、佛手、夏枯草、吴茱萸、黄连，加杏仁9g，火麻仁12g，枳壳12g，厚朴9g，酸枣仁9g，乌梅6g。共7剂。

按：患者头目之患已向愈，尚存大便干结、夜寐不安之症。患者肝郁日久，暗耗肝阴，阴不能内守，故而夜寐不安，以酸枣仁、乌梅，取其酸甘之味，入肝经且能敛肝阴；生地黄滋肝肾之阴，阴血得复，则阴阳平和，才能昼精夜瞑；火麻仁、杏仁行气化滞，润肠通便；加之枳壳、厚朴的推墙倒壁之功，使大便得通。

（六）半夏泻心汤合三仁汤治疗胃脘痛之脾胃湿热证

刘某，男，62岁，2019年8月首诊。

主诉：间断胃脘部疼痛2年余，加重1周。

现病史：患者2年前无明显诱因出现胃痛，间断发作，间断服用中药汤剂治疗。1周前患者再次出现胃痛，时吐酸水，无烧心，吐酸水后常伴口苦，时有恶心干呕，纳呆，偶有腹胀，无腹痛腹泻，易烦躁，头部昏沉，夜寐尚可，小便色黄而不畅，大便黏腻，日行1次。舌红，苔黄腻，脉滑数。

既往史：高血压史3年余，冠心病史3年余；无糖尿病等慢性病史；无传染病史；吸烟史40余年，否认饮酒史。

过敏史：否认药物、食物过敏史。

体格检查：T 36.4℃，P 81次/分，R 19次/分，BP 145/75mmHg。

神清，精神可，查体合作，对答切题，发育正常，营养中等，面色少华，形体适中，周身皮肤黏膜未见皮疹、黄染及出血点，浅表淋巴结未触及肿大，头颅无畸形，双瞳孔等大等圆，直径约3.0mm，反射存在，眼可动，无眼震，粗测视力正常、视野无缺损。鼻唇沟对称，伸舌居中，唇色淡红。双侧颈动脉对称，颈静脉无怒张，颈无抵抗，气管居中，甲状腺无肿大，胸廓对称，双肺叩诊音清。双肺呼吸音正常，未闻及明显干、湿性啰音，心脏浊音界正常，心音可，HR 81次/分，心律齐，各瓣膜听诊区未闻及杂音。腹软，无压痛、反跳痛及肌紧张。肝脏、脾脏未触及肿大，肝区、双肾区无叩击痛。无双下肢水肿。四肢肌力、肌张力、肌容量正常。生理反射存在，病理反射未引出。感觉对称，共济可。舌红，苔黄腻，脉滑数。

辅助检查：电子胃镜示慢性胃炎，十二指肠球溃疡；C-13呼气试验示Hp（+）。

西医诊断：慢性胃炎；消化性溃疡；高血压；冠状动脉粥样硬化性心脏病。

中医诊断：胃脘痛。

证型诊断：脾胃湿热证。

中医治法：清热化湿，理气和中。

处方：半夏泻心汤合三仁汤加减。

清半夏 9g	黄芩 12g	黄连 6g	太子参 9g
杏仁 12g	豆蔻 9g	薏苡仁 30g	滑石粉 15g
枳壳 15g	厚朴 9g	通草 9g	竹叶 9g
大腹皮 9g	栀子 12g	炒白术 12g	茯苓 15g
知母 9g	芦根 15g	木香 12g	砂仁 6g
石菖蒲 15g	郁金 6g		

水煎服，日 1 剂，分早晚两次温服，共 14 剂。

按：王士雄《温热经纬》言“太阴内伤，湿饮停聚，客邪再至，内外相引，故病湿热”，患者年过六旬，脾胃之气日衰，脾失健运，湿邪内生，湿性重着，留恋日久，化而生热，湿热互结，阻滞中焦脾胃，脾胃升降失司，气机阻滞，发为胃脘痛，结合患者舌脉，故诊断为胃脘痛之脾胃湿热证。湿热中阻，胃气上逆，故而吐酸；湿热之邪日久不散，滞留中焦，脾失运化，故纳呆而时有腹胀。湿热之邪治宜清热与祛湿并重，而湿热之邪其性留恋难去，在清热化湿的同时兼以理气治法，才能达到湿祛热清的目的，故治以清热化湿，理气和中，方用半夏泻心汤合三仁汤。方中半夏泻心汤改原方之人参为太子参以顾护阴液，防止理气之品过于燥烈而伤阴，去干姜以防止助生内热，使湿热难去，半夏降逆止呕，黄芩、黄连性味苦寒，能降泄胃火；用三仁汤三焦分消法，以杏仁宣利上焦肺气、豆蔻畅中焦之脾气、薏苡仁渗湿利水而健脾，使湿热从下焦而去，三焦并治，畅利气机，通调水道，清热化湿，引之下行自小便而去；以木香、砂仁、厚朴行气以助化湿；滑石、通草、竹叶、栀子以清热利小便；知母、芦根以加强清热之效；郁金、石菖蒲清热祛痰化湿；白术、茯苓健脾利湿。全方兼重清热、化湿、行气，使湿热之邪得去。

二诊：患者胃脘部痞满胀痛，多痰，痰清稀而黏浊，偶有咳嗽，纳呆，胸中憋闷，偶有腹胀，小便尚可，大便黏腻，时溏，1 ～ 2 次 / 日。舌淡红，苔腻，脉滑数。处方用原方去栀子、竹叶、知母、芦根，加紫苏梗 9g，香附 12g，苍术 9g，陈皮 15g。共 7 剂。

按：患者舌脉及临床症状已无明显热象，胃脘痞闷而多痰，亦有便溏，参以舌脉，可判断患者此时应以中焦尚有痰湿之邪为主，脾为太阴湿土，居中州而主运化，其性喜燥恶湿，湿邪滞于中焦，则脾运不健，且气机受阻，湿为阴邪，其性重着黏腻，日久难祛，则聚湿生痰，故应治以祛湿化痰，行气和胃。去初诊原方中清热之品，加苍术以其辛香苦温，入中焦能燥湿健脾，使湿去则脾运有权，脾健则湿邪得化；香附行气止痛，以行气助化湿祛痰；以上两者合原方，取丹溪先生治痰湿之法，使脾得健运，痰湿自消。

三诊：患者诉胃脘部疼痛减轻，未再咳嗽，口干，舌红，少苔，脉弦细数。处方改用沙参麦冬汤加减：

北沙参 15g	麦冬 12g	玉竹 12g	白芍 12g
五味子 6g	生地黄 9g	太子参 12g	黄芪 9g
知母 9g	炙甘草 6g	天花粉 9g	

水煎服，日 1 剂，分早晚两次温服。共 7 剂。

按：患者久留之痰湿已去，盖因湿热之邪久留伤阴，又为祛痰湿之邪过多地使用了理气之品，患者此时以久病阴伤为主证，宜以益气养阴治法，补胃气，养胃阴，治以沙参麦冬汤，加太子参、黄芪以益气和胃；加生地黄、五味子以滋阴敛阴。

（七）半夏泻心汤合保和丸治疗胃脘痛之饮食停滞证

宋某，女，41 岁，2018 年 11 月首诊。

主诉：胃脘部疼痛 5 日，伴胃中胀满不适。

现病史：患者自述 5 日前随餐饮用乳制品后出现胃脘部疼痛，伴胃脘部胀满不适，恶心欲吐，不欲饮食，嗳气腐臭，腹部胀满，转矢气可略得缓解，无反酸烧心，无腹痛腹泻，纳差，寐欠安，小便可，大便不爽，味酸臭，2 日 1 行。舌淡，苔白厚腻，脉滑数。距上次月经已过 12 日，月经规律，周期为 28 ～ 30 日。

既往史：无高血压、糖尿病、冠心病等慢性病史；无传染病史；否认烟酒史。

过敏史：否认药物、食物过敏史。

体格检查：T 36.1℃，P 77 次 / 分，R 18 次 / 分，BP 125/75mmHg。

神清，精神可，查体合作，对答切题，发育正常，营养中等，面色少华，形体适中，周身皮肤黏膜未见皮疹、黄染及出血点，浅表淋巴结未触及肿大，头颅无畸形，双瞳孔等大等圆，直径约 3.0mm，反射存在，眼可动，无眼震，粗测视力正常、视野无缺损。鼻唇沟对称，伸舌居中，唇色淡红。双侧颈动脉对称，颈静脉无怒张，颈无抵抗，气管居中，甲状腺无肿大，胸廓对称，双肺叩诊音清。双肺呼吸音正常，未闻及明显干、湿性啰音，心脏浊音界正常，心音可，HR 77 次 / 分，心律齐，各瓣膜听诊区未闻及杂音。腹软，无压痛、反跳痛及肌紧张。肝脏、脾脏未触及肿大，肝区、双肾区无叩击痛。无双下肢水肿。四肢肌力、肌张力、肌容量正常。生理反射存在，病理反射未引出。感觉对称，共济可。

辅助检查：无。

西医诊断：慢性胃炎。

中医诊断：胃脘痛。

证型诊断：饮食停滞证。

中医治法：消食导滞，和胃止痛。

处方：半夏泻心汤合保和丸加减。

法半夏 9g	干姜 6g	黄芩 9g	黄连 3g
焦山楂 15g	焦神曲 15g	炒谷芽 15g	炒麦芽 15g
炒莱菔子 9g	焦槟榔 9g	陈皮 12g	连翘 9g
香附 9g	砂仁 6g	鸡内金 9g	茯苓 15g
炙甘草 6g			

水煎服，日 1 剂，分早晚两次餐后温服，共 7 剂。

按：患者病症以胃脘部疼痛为主症，并伴有胃中痞满不适，结合患者饮食史及舌脉，可推知患者因饮食不节，损伤脾胃，饮食停滞，致使胃气失和，胃中气机阻滞，不通则痛，发为胃痛，故诊断为胃脘痛之饮食停滞证。而患者除胃痛外尚有胃中痞满不适，故治疗中除应注重消食导滞以和胃止痛外，还应注重消痞，因而方用半夏泻心汤合保和丸加减。方用焦山楂、焦神曲、莱菔子、鸡内金这四种消食之功上佳的药物，以消各种饮食积滞；炒谷芽、炒麦芽则可在消食和中的同时不忘疏理肝气，肝胃同治；另加连翘以清胃中火热以应对因饮食积滞导致的蕴湿化热；法半夏消痞散结，黄芩、黄连以泄热消痞，干姜温中和胃，上四味共奏和胃消痞之功；另加香附、砂仁以行气和胃，加强消痞、消食之功；此方不宜加大枣，以防滋腻脾胃，助热生湿。

二诊：患者诉胃脘部疼痛减轻，胃脘部仍痞满不适，仍不欲饮食，时有呃逆，偶有腹中胀满有声，大便量少且不成形，日行1次。舌红，苔黄腻，脉滑数。处方予原方加紫苏梗9g，木香12g，郁金6g，石菖蒲9g，去炒莱菔子、焦槟榔、干姜、香附，共4剂。

按：患者此时胃中食积得化，故而胃脘部疼痛减轻，然胃中之积滞难免化生湿热，湿热中阻，故患者胃中仍觉痞满不适，且出现舌红、苔黄腻、脉滑数，此皆为湿热内生之象。故此时治疗应以清热化湿、和胃消痞为主，去方中干姜、香附等温性药物，加郁金，石菖蒲共原方之黄芩、黄连以清热化湿，和胃消痞；原方中炒莱菔子与焦槟榔均有行气导滞之效，均有可能导致患者腹胀有声，故去之不用，改用木香、紫苏梗，其行气之功更为温和。

三诊：患者胃脘部无不适，食量有所恢复，大便尚可，日行1次。舌淡，苔白，脉弱。处方较二诊处方去郁金、石菖蒲、黄连，加党参10g，白术10g，继予4剂。

按：患者胃脘部已无明显不适，且症状及舌脉已无明显湿热之象，故停用石菖蒲、郁金、黄连，患者此时脾胃湿热已去，应着重恢复胃气，故加党参、白术，合原方之茯苓，以健脾益气和胃；保留保和丸之义，以助食欲恢复，食欲恢复，则更有利于胃气恢复。

（八）半夏泻心汤合黄芪建中汤治疗胃脘痛之脾胃虚寒证

孙某，女，33岁，2020年1月初诊。

主诉：间断胃脘部疼痛10年余，加重10日。

现病史：患者10年前因冬季天气寒冷出现胃脘部疼痛，间断发作，每受凉或食生冷后，必发胃脘部疼痛，缠绵不愈。10日前患者因降温再次出现胃脘部疼痛，伴腹泻，平素易感冒，不欲饮食，畏风畏寒，多汗，乏力，晨起偶有头晕，小便可，大便 1 ～ 2 日 1 行。舌淡，苔白，脉细弱。

既往史：无高血压、糖尿病、冠心病等慢性病史；无传染病史；否认烟酒史。

过敏史：否认药物、食物过敏史。

体格检查：T 36.8℃，P 72 次 / 分，R 18 次 / 分，BP 125/75mmHg。

神清，精神可，查体合作，对答切题，发育正常，营养中等，面色少华，形体适中，周身皮肤黏膜未见皮疹、黄染及出血点，浅表淋巴结未触及肿大，头颅无畸形，双瞳孔等大等圆，直径约 3.0mm，反射存在，眼可动，无眼震，粗测视力正常、视野无缺损。鼻唇沟对称，伸舌居中，唇色稍淡。双侧颈动脉对称，颈静脉无怒张，颈无抵抗，气管居中，甲状腺无肿大，胸廓对称，双肺叩诊音清。双肺呼吸音正常，未闻及明显干、湿性啰音，心脏浊音界正常，心音可，HR 72 次 / 分，心律齐，各瓣膜听诊区未闻及杂音。腹软，无压痛、反跳痛及肌紧张。肝脏、脾脏未触及肿大，肝区、双肾区无叩击痛。无双下肢水肿。四肢肌力、肌张力、肌容量正常。生理反射存在，病理反射未引出。感觉对称，共济可。

辅助检查：电子胃镜示慢性萎缩性胃炎；C–13 呼气试验示 Hp（+）。

西医诊断：慢性胃炎。

中医诊断：胃脘痛。

证型诊断：脾胃虚寒证。

中医治法：温中健脾，益气和胃。

处方：半夏泻心汤合黄芪建中汤加减。

法半夏 9g	高良姜 6g	党参 15g	黄芪 15g
茯苓 15g	炒白术 12g	陈皮 15g	炙甘草 6g
桂枝 9g	白芍 15g	延胡索 9g	木香 12g
砂仁 6g	枳壳 9g	防风 10g	浮小麦 15g

水煎服，日 1 剂，分早晚两次温服，共 7 剂。

按：脾与胃相表里，同居中焦，共奏受纳运化水谷之功。脾气主升，胃气主降，胃之受纳腐熟，赖脾之运化升清，所以胃病常累及于脾，脾病常累及于胃，若脾胃虚弱，则中焦虚寒，致使胃失温养，发为胃痛。治疗上路志正教授认为，人体的阳气，如同阳光之于花草树木，是生命产生的原动力，脾胃居中，不仅为阳气的产生提供物质基础，同时也是气机升降的枢纽，所以，脾胃功能的正常对于阳气的产生和运行起着至关重要的作用。脾胃在五行属土，为万物之母，以厚德载物，德乃神气也，为用，属阳；物者，有形之质，为体，属阴，德乃物的功能体现。对脾胃而言，阳气如同釜底之薪，是脾胃腐熟水谷的动力源泉，为土之大德。而脾阴、胃津为物属阴，也可以说是脾胃功能的固态体现，但需阳气的温运才能释放其能量，发挥其功用。正如《医学纲目》云："脾胃之症，始则热中，终传寒中。"而温运中阳，可以使中气轮转，清浊复位，否则阳衰土败，土湿水寒，水盛土湿，万物萧条，由此可见，阳气对于脾胃发挥其生理功能的重要性。李东垣《脾胃论·肺之脾胃虚论》云："脾胃之虚，怠惰嗜卧，四肢不收。"故患者有乏力、四肢倦怠之感；脾胃虚寒，则后天之气不足，难充卫气，卫气虚则不能温煦皮肤、固守营阴，则表现为易受风寒、自汗多汗。而"治中焦如衡，非平不安"则提示我们，脾胃的升降功能也是互相协调的，两者一升一降的功能就如同"太极"一般，在动态中维持着平衡。在以上理论的指导下，在治疗上，我们应格外注重脾胃阴阳与气机升降的平衡，所以在治疗虚寒胃痛时，我们注重温阳健脾的同时，还应不忘平衡升降。故方用半夏泻心汤合黄芪建中汤加减。以黄芪补益中焦脾胃阳气，桂枝、白芍以温通阳气、缓急止痛，合半夏泻心汤以调理脾胃气机，使脾胃恢复升降之职，另加延胡索以行气止痛，加木香、砂仁以行气和胃，补而不滞；《读医随笔·用药须使邪有出路》云"虚弱之人，中气不运，肠胃必积有湿热痰水，格拒正气，使不流通……服补益者，必先重服利汤，以攘辟其邪，以开补药资养之路也"，故加茯苓以合白术、半夏利水渗湿；卫气为后天之气，赖中焦脾胃化生水谷之气充养，加防风合黄芪、白术，即玉屏风散之义，以益气固表，另加浮小麦以固卫止汗。

二诊：患者诉胃脘部胀痛缓解，希望调整体质，正时值冬月三九，予三九贴穴位敷贴、艾条灸、耳针等中医外治法治疗。故处方予初诊原方去延胡索，共 7 剂以稳固疗效，后坚持服用中成药补中益气丸，以健脾益气，升阳固脱。

按：患者胃脘疼痛已有所缓解，其脾胃虚寒的发病与其体质偏于虚寒密切相关，若想进一步治疗疾病，应从调理体质入手。患者停用中药汤剂后，宜长期服用成药调理。补中益气汤方中黄芪补中益气为君为本；人参、白术、甘草甘温益气，补益脾胃为臣；陈皮调理气机，当归补血和营为佐；升麻、柴胡协同参、芪升举清阳为使；诸药同用，一则补气健脾，使后天生化有源，相火上扰诸证可除，一则升提中气，恢复中焦升降之功能。加龙骨、磁石等质重以抑相火之浮阳，以制暴为良。此为后世医家阐明“气虚发热”的机制所在，为气虚发热、气虚下陷等病证之要方。虚寒体质患者除长期服药外，还应注重外治法的使用，使用具有辛散温通功效的中药进行穴位敷贴治疗，可疏散风寒、温阳化湿、健脾补肾，对于脾胃虚寒患者效果独到。此外，于中脘、神阙、天枢、足三里等穴位行艾条灸可温通经脉、益气助阳，用艾灸棒沿背部膀胱经、督脉行艾灸按摩，可进一步发挥功效，以调理虚寒体质。

第二节　痞　满

（一）半夏泻心汤合柴胡疏肝散治疗痞满之肝郁气滞证

徐某，女，38岁，2019年6月初诊。

主诉：腹部胀满2月余。

现病史：患者近两月余来腹部胀满，脐周为甚，餐后1小时加重，排气增多，排气后腹胀减轻，时有嗳气，偶有恶呕感，无呕吐，无反酸、烧心，平素畏寒喜暖，易怒，寐可，二便调。舌红，淡胖，苔薄白黄，脉弦细。

既往史：无高血压、冠心病、糖尿病病史；无传染病病史；否认烟酒史。

过敏史：否认药物、食物过敏史。

体格检查：T 36.3℃，P 71次/分，R 18次/分，BP 115/71mmHg。

神清，精神可，查体合作，对答切题，发育正常，营养中等，面色少华，形体适中，周身皮肤黏膜未见皮疹、黄染及出血点，浅表淋巴结未触及肿大，头颅无畸形，双瞳孔等大等圆，直径约3.0mm，反射存在，眼可动，无眼震，粗测视力正常、视野无缺损。鼻唇沟对称，伸舌居中，唇色稍淡。双侧颈动脉对称，颈静脉无怒张，颈无抵抗，气管居中，甲状腺无肿大，胸廓对称，双肺叩诊音清。双肺呼吸音正常，未闻及明显干、湿性啰音，心脏浊音界正常，心音可，HR 71 次 / 分，心律齐，各瓣膜听诊区未闻及杂音。腹软，无压痛、反跳痛及肌紧张。肝脏、脾脏未触及肿大，肝区、双肾区无叩击痛。足部及双下肢水肿，按之凹陷，不易恢复。四肢肌力Ⅴ－级，肌张力、肌容量正常。生理反射存在，余病理征未引出。感觉对称，共济可。

辅助检查：心电图大致正常；Hp（+）；胃镜示轻度慢性萎缩性胃炎。

西医诊断：慢性萎缩性胃炎。

中医诊断：痞满。

证型诊断：肝郁气滞证。

中医治法：平调寒热，消痞散结。

处方：半夏泻心汤合柴胡疏肝散加减。

清半夏 9g	陈皮 12g	旋覆花 15g	白术 10g
黄芩 10g	炒谷芽 15g	炒麦芽 15g	当归 12g
柴胡 12g	香附 12g	木香 12g	瓦楞子 20g
佩兰 15g	高良姜 6g	黄连 3g	甘草 6g
党参 10g	焦神曲 15g	焦槟榔 15g	薄荷 3g

水煎服，加姜 3 片，枣 5 枚，日 1 剂，3 餐后顿服，共 7 剂。

二诊：患者诉排气量增多，腹胀症状明显减轻，未恶呕。因饮食轻快，无须消食导滞之法，去焦神曲、焦槟榔，水煎服，加姜 3 片，枣 5 枚，日 1 剂，3 餐后顿服。共 7 剂。

按：此案所治为痞。痞者，痞塞不通，上下不能交泰之谓；心下即是胃脘，属脾胃病变。脾胃居中焦，为阴阳升降之枢纽，今中气虚弱，寒热错杂，遂成痞证；脾为阴脏，其气主升，胃为阳腑，其气主降，中气既伤，升降失常，故上见恶呕，下则肠鸣矢气。本方证病机较为复杂，既有寒热错杂，又有虚实相兼，以致中焦失和，升降失常。治当调其寒热，益气和胃，散结除痞。

三诊：上述症状减轻，偶有大便频，日 2 次。香砂六君子丸，早晚饭后各1丸，7天。

按：《伤寒论》第149条“伤寒五六日……但满而不痛者，此为痞，柴胡不中与之，宜半夏泻心汤”。方中以辛温之半夏为君，散结除痞，又善降逆止呕。臣以姜之辛热以温中散寒；黄芩、黄连之苦寒以泄热开痞。以上四味相伍，具有寒热平调、辛开苦降之用。然寒热错杂，又缘于中虚失运，故方中又以参、大枣甘温益气，以补脾虚，为佐药；炒谷芽、炒麦芽消食化积，全方加入大量行气导滞药，行中焦不能运化之气机，并以参、术补气，使行气不伤气；以甘草补脾和中而调诸药。综合全方，寒热互用以和其阴阳，苦辛并进以调其升降，补泻兼施以顾其虚实。如舌苔厚腻者，加半夏、陈皮、石菖蒲、豆蔻等祛湿之品；嗳气、呃逆明显者，予大剂量柿蒂（一般用30g）降逆；腹胀者，加木香（后下）、紫苏梗、厚朴、枳壳、大腹皮等理气消胀；胃脘疼痛明显者，加延胡索、郁金、救必应等活血止痛；疲乏倦怠者，加仙鹤草补虚；便秘者，加槟榔、地榆、槐花、绵茵陈（后下）等行气通便；失眠者，加山栀子、珍珠母、丹参等清热安神。谨守病机，重点突出，直达病所。

（二）半夏泻心汤合保和丸加减治疗痞满之饮食停滞证

邹某，男性，54岁，2019年10月初诊。

主诉：胃脘胀满疼痛3天。

现病史：患者胃脘胀满疼痛、拒按，恶心，未呕吐，口苦；平素饮食不节，有慢性胃炎病史10余年，每于暴饮暴食后胃脘胀满症状加重，时有疼痛，偶有恶心呕吐、腹泻。小便黄，大便干。寐可，二便调。舌红，苔黄腻，脉沉缓。

既往史：无高血压、冠心病、糖尿病病史；无传染病病史；否认烟酒史。

过敏史：否认药物、食物过敏史。

体格检查：T 36.3℃，P 71次/分，R 19次/分，BP 114/71mmHg。

神清，精神可，查体合作，对答切题，发育正常，营养中等，面色少华，形体适中，周身皮肤黏膜未见皮疹、黄染及出血点，浅表淋巴结未触及肿大，头颅无畸形，双瞳孔等大等圆，直径约3.0mm，反射存在，眼可动，无眼震，粗测视力正常、视野无缺损。鼻唇沟对称，伸舌居中，唇色稍淡。双侧颈动脉对称，颈静脉无怒张，颈无抵抗，气管居中，甲状腺无肿大，胸廓对称，双肺叩诊音清。双肺呼吸音正常，未闻及明显干、湿性啰音，心脏浊音界正常，心音可，HR 71 次 / 分，心律齐，各瓣膜听诊区未闻及杂音。腹软，无压痛、反跳痛及肌紧张。肝脏、脾脏未触及肿大，肝区、双肾区无叩击痛。双下肢无水肿。四肢肌力、肌张力、肌容量正常。生理反射存在，余病理征未引出。感觉对称，共济可。

辅助检查：心电图大致正常。

西医诊断：慢性胃炎。

中医诊断：痞满。

证型诊断：饮食停滞证。

中医治法：消痞和胃，消食导滞。

处方：半夏泻心汤合保和丸加减。

清半夏 12g	羌活 10g	厚朴 10g	鸡内金 15g
干姜 9g	木香 10g	大腹皮 15g	延胡索 20g
黄连 6g	枳壳 15g	沉香 3g	焦神曲 20g
焦麦芽 20g	佛手 10g	白术 10g	竹茹 10g
当归 10g	青皮 10g	陈皮 12g	莱菔子 10g

水煎服，加姜 3 片，枣 5 枚，日 1 剂，3 餐后顿服，共 7 剂。

按：胃痞病与患者饮食不节、暴饮暴食密切相关，主要的病机是湿邪入侵，脾胃运化失调，纳降，脾胃湿热、气机受损等，因此在为患者进行治疗的时候，主要帮助患者清热化湿、理气和中、和胃消痞。《伤寒论》第 149 条“伤寒五六日……但满而不痛者，此为痞，柴胡不中与之，宜半夏泻心汤”。饮食积滞证是其中常见的一个证型，本方可以健脾化湿，理气和中，该药方中厚朴苦温燥湿，行气宽中，与黄连合用苦降辛开；黄连可除脾胃湿热、泻心火，辅以干姜可辛开散结；竹茹可以生津清热，止呕除烦；青皮、延胡索可行气抑酸止痛；焦神曲、焦麦芽、莱菔子消食化积；陈皮可理气化湿；半夏可降逆止呕、消痞散结，与黄连合用可和胃降逆、开郁散结；干姜可温中散寒、回阳通脉、温肺化饮；大枣可健脾益气、补脾和中。诸药合用有和胃消痞、清热化湿、理气和中的功效。

保和丸方为治疗饮食停滞的通用方，均可加入谷芽、麦芽、隔山消、鸡内金等味。若脘腹胀甚者，可加枳实、厚朴、槟榔行气消滞；若食积化热者，可加黄芩、黄连清热泻火；若大便秘结，可合用小承气汤；若胃痛急剧而拒按，大便秘结，苔黄燥者，为食积化热成燥，可合用大承气汤通腑泄热，荡积导滞。

二诊：胃中舒，矢气不多，大便正常，食欲增加，脉沉缓，舌苔白腻。乃胃中食积消，胃气渐复，治宜健中气，强脾胃，在香砂六君子及原方基础加枳实 10g，苍术 10g，炒二芽（麦芽、谷芽）各 15g 以资巩固。

三诊：药后胃中无不适，头脑清利。

按：常曰“饮食自倍，肠胃乃伤”，本例患者因过食而致病，处方以燥湿运脾、行气和胃为先。白术运脾化湿，厚朴苦燥化湿，并长于下气除满，使滞气得行，木香、砂仁芳香醒脾，理气和胃。一诊时未加入人参，恐其助湿化热，后香砂六君子健脾和胃，行气温中，适用于脾胃气虚，痰浊气滞证。谷芽能助脾胃生发之气，不仅能和中助运，而且能补中益气；麦芽既能消积化食，又能疏泄肝气，适用于肝胃不和兼有食积之证。胃腑气以通为顺，若纳呆、胃中沉甸感明显时，而枳实、槟榔用之不效，可以酌加三棱、莪术，血分之品与胃药同用，消积导滞可立效。

（三）半夏泻心汤合越鞠丸治疗痞满之肝郁气滞证

王某，女，42 岁，2019 年 11 月初诊。

主诉：腹部胀满 3 天。

现病史：患者 3 天前与人争吵，餐后腹部胀满，脐上为甚，餐后加重，肠中转气，排气增多，排气后腹胀减轻，偶有胁肋部疼痛，无嗳气，无恶呕，无反酸、烧心，易怒，寐可，二便调。舌红，苔薄白，脉弦。

既往史：无高血压、冠心病、糖尿病病史；无传染病病史；否认烟酒史。

过敏史：否认药物、食物过敏史。

体格检查：T 36.4℃，P 72 次 / 分，R 19 次 / 分，BP 119/75mmHg。

神清，精神可，查体合作，对答切题，发育正常，营养中等，面色少华，形体适中，周身皮肤黏膜未见皮疹、黄染及出血点，浅表淋巴结未触及肿大，头颅无畸形，双瞳孔等大等圆，直径约 3.0mm，反射存在，眼可动，无眼震，粗测视力正常、视野无缺损。鼻唇沟对称，伸舌居中，唇色稍淡。双侧颈动脉对称，颈静脉无怒张，颈无抵抗，气管居中，甲状腺无肿大，胸廓对称，双肺叩诊音清。双肺呼吸音正常，未闻及明显干、湿性啰音，心脏浊音界正常，心音可，HR 72 次 / 分，心律齐，各瓣膜听诊区未闻及杂音。腹软，无压痛、反跳痛及肌紧张。肝脏、脾脏未触及肿大，肝区、双肾区无叩击痛。双下肢无水肿。四肢肌力、肌张力、肌容量正常。生理反射存在，余病理征未引出。感觉对称，共济可。

辅助检查：心电图大致正常。电子胃镜示轻度慢性萎缩性胃炎。

西医诊断：慢性萎缩性胃炎。

中医诊断：痞满。

证型诊断：肝郁气滞证。

中医治法：疏肝解郁，理气消痞。

处方：半夏泻心汤合越鞠丸加减。

香附 12g	川芎 12g	苍术 10g	神曲 15g
栀子 10g	清半夏 9g	陈皮 12g	白术 10g
黄芩 10g	当归 12g	甘草 6g	党参 10g
柴胡 10g	木香 12g	高良姜 6g	黄连 3g

水煎服，加姜 3 片，枣 5 枚，日 1 剂，3 餐后顿服，共 7 剂。

按：胃气受伤，不能运化消磨，可为食郁。虽有六郁，但总的认识是多由肝气怫郁先引起肝郁，而后至其他郁病，肝郁是最基本的。因为肝木性喜条达，不为所屈，若人抑郁不乐，情思不畅，怀抱不舒，势必遏制生机，使营血不调，三焦不利，而精神血无不受伤矣。方中香附行气解郁，以治气郁；川芎活血行气，以治血郁；苍术燥湿健脾，以治湿郁；栀子清热除烦，以治火郁；神曲消食和中，以治食郁。此方虽无治痰郁之品，然痰郁多由脾湿引起，并与气、火、食郁有关，所以方中不另设治痰药，亦治病求本之意。

二诊：胃脘痞胀隐痛缓解，两胁作胀不著，偶有反酸，舌脉同前，药证合拍，守方续服，原方加乌贼骨 30g，浙贝母 10g，去高良姜。水煎服，日 1 剂。前后服药 1 月余，嘱患者调节心情，遇事不急不躁，注意避寒保暖。复查胃镜示慢性浅表性胃炎。

三诊：诸症不显，未见复发。

按：从《内经》中的“五郁”到朱丹溪“六郁学说”的创立，体现了中医学发展由浅入深、由理论到注重临床实际的求索过程。六郁学说认为，在气郁之基础上，多食则伤脾，脾依于腹中，其经脉络胃，与胃相表里，在体和肉，开窍于口，它的功能是主运化输布营养精微，升清降浊，为营养生化之源，五脏六腑和四肢百骸皆赖以养，且有益气统血、主肌肉四肢、化痰化湿等重要生理功能，故脾土伤而其气不能转输渗利，可为湿郁。多忧则伤肺，肺主气司呼吸，主肃降，通调水道，为人体内外气体交换之通道，朝百脉以充全身之气，受伤不能通调转输可为痰郁。多虑伤神，心主神明，为情志思维活动的中枢，主血脉循环，是人体生命活动的中心，包络之火受阻，则不能宣明敷畅可为火郁。暴怒则伤肝，肝为将军之官而主谋虑、主筋、调节贮藏全身之血液，肝伤则冲脉血海之血不能统运循经，则为血郁。重食则伤胃，胃为水谷之海，《灵枢·胀论》说：“胃者，太仓也，咽喉小肠，传送也。”上、中、下三脘如有阻隔，饮食就不能向下传送，说明胃的主要生理功能就是受纳水谷和腐熟水谷。《临证指南医案》言：“肝为起病之源，胃为传病之所。”脾胃的正常功能均有赖于肝胆的疏泄畅通，借以腐熟、磨化水谷，以运化精微，以气生血。肝为将军之官，喜调达而恶抑郁。若情志不畅，抑郁恼怒，则肝气郁结，横逆犯胃乘脾，气机失调，升降不利而致气滞。情志失调多思则气结，暴怒则气逆，悲忧则气郁，惊恐则气乱等等，造成气机逆乱，升降失职，形成痞满。其中尤以肝郁气滞，横犯脾胃，致胃气阻滞而成之痞满为多见。《景岳全书·痞满》所谓：“怒气暴伤，肝气未平而痞。”此案所治为痞。痞者，痞塞不通，上下不能交泰之谓；心下即是胃脘，属脾胃病变。脾胃居中焦，为阴阳升降之枢纽，今中气虚弱，寒热错杂，遂成痞证；脾为阴脏，其气主升，胃为阳腑，其气主降，中气既伤，升降失常，故上见恶呕，下则肠鸣矢气。本方证病机较为复杂，既有寒热错杂，又有虚实相兼，以致中焦失和，升降失常。治当调其寒热，益气和胃，散结除痞。方中以辛温之半夏为君，散结除痞，又善降逆止呕。臣以姜之辛热以温中散寒；黄芩、黄连之苦寒以泄热开痞；香附、川芎疏肝理气，活血解郁；苍术、神曲燥湿健脾，消食除痞；栀子泻火解郁。本方为通治气、血、痰、火、湿、食诸郁痞满之剂。若气郁较甚，胀满明显者，可加柴胡、郁金、枳壳，或合四逆散以助疏肝理气；若气郁化火，口苦咽干者，可加龙胆草、川楝子，或合左金丸，以清肝泻火；若气虚明显，神疲乏力者，可加党参、黄芪等以健脾益气。综合全方，寒热互用以和其阴阳，苦辛并进以调其升降，补泻兼施以顾其虚实。

（四）半夏泻心汤合大黄黄连泻心汤加减治疗痞满之邪热内陷证

刘某，男，50岁，2019年8月初诊。

主诉：胃脘胀满灼痛3天。

现病史：患者3天前过食辛辣刺激后胃脘胀满灼痛，按之满甚，心中烦热，咽干口燥，渴喜饮冷，大便干燥难解，肛门灼热，小便短赤。舌红，苔黄，脉洪数。

既往史：无高血压、冠心病、糖尿病病史；无传染病病史；否认烟酒史。

过敏史：否认药物食物过敏史。

体格检查：T 36.3℃，P 72次/分，R 19次/分，BP 113/80mmHg。

神清，精神可，查体合作，对答切题，发育正常，营养中等，面色少华，形体适中，周身皮肤黏膜未见皮疹、黄染及出血点，浅表淋巴结未触及肿大，头颅无畸形，双瞳孔等大等圆，直径约3.0mm。反射存在，眼可动，无眼震，粗测视力正常、视野无缺损。鼻唇沟对称，伸舌居中，唇色稍淡。双侧颈动脉对称，颈静脉无怒张，颈无抵抗，气管居中，甲状腺无肿大，胸廓对称，双肺叩诊音清。双肺呼吸音正常，未闻及明显干、湿性啰音，心脏浊音界正常，心音可，HR 72次/分，心律齐，各瓣膜听诊区未闻及杂音。腹软，无压痛、反跳痛及肌紧张。肝脏、脾脏未触及肿大，肝区、双肾区无叩击痛。足部及双下肢水肿，按之凹陷，不易恢复。四肢肌力Ⅴ-级，肌张力、肌容量正常。生理反射存在，余病理征未引出。感觉对称，共济可。

辅助检查：心电图大致正常。

西医诊断：慢性胃炎。

中医诊断：痞满。

证型诊断：邪热内陷证。

治法：泻热消痞，理气开结。

处方：半夏泻心汤合大黄黄连泻心汤加减。

半夏 6g	黄芩 12g	黄连 6g	党参 10g
甘草 10g	干姜 3g	大黄 6g	瓜蒌 10g
天花粉 10g	枳壳 10g	陈皮 10g	

水煎服，日 1 剂，早晚温服，共 7 剂。

二诊：患者诉排便次数增多，日 2 次，腹胀灼热感症状明显减轻。胃脘灼痛较前明显缓解，食欲、精神均有改善，诸症均改善。效不更方，原方 7 剂，煎服法同前。复查胃镜示中度慢性浅表性胃炎。

按：胃痛与胃痞的病位皆在胃脘部，且胃痛常兼胀满，胃痞时有隐痛，应加以鉴别。胃痛以疼痛为主，胃痞以痞塞满闷为主；胃痛者胃脘部可有压痛，胃痞者则无压痛。脾胃同居中焦，脾主升清，胃主降浊，共司水谷的纳运和吸收，清升浊降，纳运如常，则胃气调畅。若因表邪内陷入里，饮食不节，痰湿阻滞，情志失调，或脾胃虚弱等各种原因导致脾胃损伤，升降失司，胃气壅塞，即可发生痞满。表邪入里外邪侵袭肌表，治疗不得其法，滥施攻里泻下，脾胃受损，外邪乘虚内陷入里，结于胃脘，阻塞中焦气机，升降失司，胃气壅塞，遂成痞满。《伤寒论》云："脉浮而紧，而复下之，紧反人里，则作痞，按之自濡，但气痞耳。""伤寒，大下后，复发汗，心下痞，恶寒者，表未解也。不可攻痞，当先解表，表解乃可攻痞。解表宜桂枝汤，攻痞宜大黄黄连泻心汤。"方中大黄泻热消痞开结，黄连清泻胃火，使邪热得除，痞气自消，既有寒热错杂，又有虚实相兼，主要以实证和热证为主，以致中焦失和，升降失常。治当调其寒热，益气和胃。可酌加金银花、蒲公英以助泻热，加枳实、厚朴、木香等以助行气消痞之力。若便秘心烦者，可加全瓜蒌、栀子以宽中开结，清心除烦；口渴欲饮者，可加天花粉、连翘以清热生津。

（五）半夏泻心汤合二陈汤加减治疗痞满之痰湿内阻证

叶某，女，57 岁，2020 年 2 月初诊。

主诉：腹胀满1日。

现病史：餐后腹胀满，闷塞不舒，喜食油腻，晨起头重如裹，身重肢倦，不思饮食，口淡不渴，小便不利，大便稀软。舌体胖大，边有齿痕，苔白厚腻，脉沉滑。

既往史：无高血压、冠心病、糖尿病病史；无传染病病史；否认烟酒史。

过敏史：否认药物食物过敏史。

体格检查：T 36.3℃，P 71次/分，R 19次/分，BP 114/71mmHg。

神清，精神可，查体合作，对答切题，发育正常，营养中等，面色少华，形体适中，周身皮肤黏膜未见皮疹、黄染及出血点，浅表淋巴结未触及肿大，头颅无畸形，双瞳孔等大等圆，直径约3.0mm，反射存在，眼可动，无眼震，粗测视力正常、视野无缺损。鼻唇沟对称，伸舌居中，唇色稍淡。双侧颈动脉对称，颈静脉无怒张，颈无抵抗，气管居中，甲状腺无肿大，胸廓对称，双肺叩诊音清。双肺呼吸音正常，未闻及明显干、湿性啰音，心脏浊音界正常，心音可，HR 71次/分，心律齐，各瓣膜听诊区未闻及杂音。腹软，无压痛、反跳痛及肌紧张。肝脏、脾脏未触及肿大，肝区、双肾区无叩击痛。足部及双下肢水肿，按之凹陷，不易恢复。四肢肌力V－级，肌张力、肌容量正常。生理反射存在，余病理征未引出。感觉对称，共济可。

辅助检查：心电图大致正常。

西医诊断：慢性胃炎。

中医诊断：痞满。

证型诊断：痰湿内阻证。

中医治法：燥湿化痰，理气宽中。

处方：半夏泻心汤合二陈汤加减。

半夏12g	黄芩10g	黄连6g	党参10g
甘草10g	干姜6g	大黄6g	苍术10g
茯苓15g	枳壳10g	陈皮10g	厚朴10g

水煎服，加姜3片，枣5枚，日1剂，3餐后顿服，共7剂。

二诊：患者诉服药后大便黏腻，后3服大便正常，腹胀症状明显减轻。效不更方，原方 7 剂，煎服法同前。

按：二陈汤主治头目眩晕，或痰饮壅盛，胸膈痞塞，胁肋胀满。有湿痰壅遏，神不安者，其证呕恶气闷，胸膈不利，用二陈汤导去其痰，其卧立至。二陈汤治疗以痰湿为病理基础的病症具有较好效果，其组方特点为治痰、行气、健脾同施，标本兼顾，既能祛已生之痰，又可杜生痰之源。可加前胡、桔梗、枳实以助其化痰理气；若气逆不降，噫气不除者，可加旋覆花、代赭石以化痰降逆；胸膈满闷较甚者，可加薤白、菖蒲、枳实、瓜蒌以理气宽中；咯痰黄稠，心烦口干者，可加黄芩、栀子以清热化痰。

（六）半夏泻心汤合补中益气汤加减治疗痞满之脾胃虚弱证

郑某，男，64 岁，2020 年 1 月初诊。

主诉：间断胃脘痞闷 6 年余，加重 2 周。

现病史：患者 6 年前无明显诱因出现胃脘痞闷，伴食少乏力，少气懒言，未予诊治。2 周前患者无明显诱因再次出现胃脘痞闷，胀满时减，喜温喜按，食少不饥，身倦乏力，少气懒言，大便溏薄。舌质淡红胖，苔薄白黄，脉沉弱或虚大无力。

既往史：无高血压、冠心病、糖尿病病史；无传染病病史；否认烟酒史。

过敏史：否认药物、食物过敏史。

体格检查：T 36.3℃，P 71 次 / 分，R 19 次 / 分，BP 114/71mmHg。

神清，精神可，查体合作，对答切题，发育正常，营养中等，面色少华，形体适中，周身皮肤黏膜未见皮疹、黄染及出血点，浅表淋巴结未触及肿大，头颅无畸形，双瞳孔等大等圆，直径约 3.0mm，反射存在，眼可动，无眼震，粗测视力正常、视野无缺损。鼻唇沟对称，伸舌居中，唇色稍淡。双侧颈动脉对称，颈静脉无怒张，颈无抵抗，气管居中，甲状腺无肿大，胸廓对称，双肺叩诊音清。双肺呼吸音正常，未闻及明显干、湿性啰音，心脏浊音界正常，心音可，HR 71 次 / 分，心律齐，各瓣膜听诊区未闻及杂音。腹软，无压痛、反跳痛及肌紧张。肝脏、脾脏未触及肿大，肝区、双肾区无叩击痛。足部及双下肢水肿，按之凹陷，不易恢复。四肢肌力 V – 级，肌张力、肌容量正常。生理反射存在，余病理征未引出。感觉对称，共济可。

辅助检查：心电图大致正常；胃镜示慢性萎缩性胃炎。

西医诊断：慢性萎缩性胃炎。

中医诊断：痞满。

证型诊断：脾胃虚弱证。

中医治法：健脾益气，升清降浊。

处方：半夏泻心汤合补中益气汤加减。

陈皮 9g	白术 12g	泽泻 15g	黄芪 30g
半夏 9g	党参 10g	焦神曲 20g	升麻 10g
柴胡 12g	当归 10g	苍术 15g	炙甘草 6g
茯苓 20g	薏苡仁 20g		

7 剂，水煎服，日 1 剂，早晚温服。

按：脾胃同居中焦，脾主升清，胃主降浊，共司水谷的纳运和吸收，清升浊降，纳运如常，则胃气调畅。若因表邪内陷入里，饮食不节，痰湿阻滞，情志失调，或脾胃虚弱等各种原因导致脾胃损伤，升降失司，胃气壅塞，即可发生痞满。此正如《兰室秘藏·中满腹胀》所论述的因虚生痞满："或多食寒凉，及脾胃久虚之人，胃中寒则胀满，或脏寒生满病。"《脾胃论》曰："以辛甘温之剂，补其中而升其阳，甘寒以泻其火则愈矣。"

二诊：患者胃脘痞胀缓解，偶有反酸，舌脉同前，药证合拍，守方续服，原方加乌贼骨 30g，浙贝母 10g。水煎服，日 1 剂。前后服药 14 日余，嘱患者调节心情，遇事不急不躁，注意避寒保暖。

按：《脾胃论》："经曰劳者温之，损者温之。盖温能除大热，大忌苦寒之药，损其脾胃。脾胃之证，始得则热中，今立治势得之证。"

三诊：诸症不显，未见复发。

按：李东垣强调"伤其内为不足，不足者补之""大忌苦寒之药损其脾胃"，提出"以辛甘温之剂，补其中而升其阳，苦寒以泻其火"以及"以诸风药升发阳气……用辛甘温药接其升药"的治疗法则，令脾胃阳气得以升华，故能"降阴火"而"升阳气"，脾胃阳气升华以致元气充足，阴火热邪潜藏，称之为甘温除热法，补中益气汤则应运而生。方中重用黄芪为君，性味甘微温，入肺、脾二经，有补中益气、升阳固表之功；党参、白术、炙甘草补气健脾为臣，与黄芪合用，以增强其补益中气之功；血为气之母，气虚时久，营血亦亏，故用当归养血和营，协人参、黄芪以补气养血，陈皮理气和胃，使诸药补而不滞，共为佐药；并以少量升麻、柴胡升阳举陷，协助君药以升提下陷之中气，《本草纲目》谓“升麻引阳明清气上升，柴胡引少阳清气上行，此乃禀赋虚弱，元气虚馁，及劳役饥饱，生冷内伤，脾胃引经最要药也”，共为佐使；炙甘草调和诸药，亦为使药。诸药合用，使气虚得补，气陷得升则诸症自愈。若痞满较甚，可加木香、砂仁、枳实以理气消痞，或可选用香砂六君子汤以消补兼施；若脾阳虚弱，畏寒怕冷者，可加肉桂、附子、吴茱萸以温阳散寒；若湿浊内盛，苔厚纳呆者，可加茯苓、薏苡仁以淡渗利湿；若水饮停胃，泛吐清水痰涎，可加吴茱萸、生姜、半夏以温胃化饮；若属表邪内陷，与食、水、痰相合，或因胃热而过食寒凉，或因寒郁化热而致虚实并见，寒热错杂，而出现心下痞满，按之柔软，喜温喜按，呕恶欲吐，口渴心烦，肠鸣下利，舌质淡红，苔白或黄，脉沉弦者，可用半夏泻心汤加减，辛开苦降，寒热并用，补泻兼施；若中虚较甚，则重用炙甘草以补中气，有甘草泻心汤之意；若水热互结，心下痞满，干噫食臭，肠鸣下利者，则加生姜以化饮，则有生姜泻心汤之意。

第三节 其 他

（一）半夏泻心汤合旋覆代赭汤治疗吐酸之胃气上逆证

李某，男，47岁，2019年11月初诊。

主诉：胃脘部胀满伴胸骨后疼痛半年余。

现病史：患者自觉胃脘部堵闷，如胃中有物上行半年余，每于餐后加重，剑突后有烧灼感，夜间加重，时有反酸烧心，咳嗽频作，纳少，寐尚可，二便调，舌淡、苔白，脉细弱。

既往史：无高血压、糖尿病、冠心病等慢性病史；无传染病史；否认烟酒史。

过敏史：否认药物、食物过敏史。

体格检查：T 36.5℃，P 80 次 / 分，R 18 次 / 分，BP 120/80mmHg。

神清，精神可，查体合作，对答切题，发育正常，营养中等，面色少华，形体适中，周身皮肤黏膜未见皮疹、黄染及出血点，浅表淋巴结未触及肿大，头颅无畸形，双瞳孔等大等圆，直径约 3.0mm，反射存在，眼可动，无眼震，粗测视力正常、视野无缺损。鼻唇沟对称，伸舌居中，唇色淡红。双侧颈动脉对称，颈静脉无怒张，颈无抵抗，气管居中，甲状腺无肿大，胸廓对称，双肺叩诊音清。双肺呼吸音正常，未闻及明显干、湿性啰音，心脏浊音界正常，心音可，HR 80 次 / 分，心律齐，各瓣膜听诊区未闻及杂音。腹软，无压痛、反跳痛及肌紧张。肝脏、脾脏未触及肿大，肝区、双肾区无叩击痛。无双下肢水肿。四肢肌力、肌张力、肌容量正常。生理反射存在，病理反射未引出。感觉对称，共济可。

辅助检查：电子胃镜示食管炎，慢性胃炎；C–13 呼气试验示 Hp（+）。

西医诊断：食管炎；慢性胃炎。

中医诊断：吐酸。

证候诊断：脾胃虚弱，胃气上逆证。

中医治法：益气健脾，和胃降逆。

处方：半夏泻心汤合旋覆代赭汤加减。

法半夏 9g	黄芩 9g	黄连 3g	干姜 6g
旋覆花 12g	代赭石 12g	党参 9g	炙甘草 6g
海螵蛸 9g	紫苏梗 9g	杏仁 9g	浙贝母 9g
茯苓 15g	陈皮 15g	炒白术 12g	木香 12g
砂仁 6g	黄芪 9g		

水煎服，加大枣 4 枚，日 1 剂，分早晚两次餐后温服，共 14 剂。

按：该患者中年男性，素体脾胃虚弱，中焦脾胃之气不足，则运化不利，浊气不降，气机阻滞，故胃脘痞闷，上逆吐酸，其治疗应调理脾胃气机，以消痞满，平降胃气。仲景《伤寒论》曰："心下痞硬，噫气不除者，旋覆代赭汤主之。"今患者脾胃之气不足，以气逆冲上作乱为主，故应以旋覆代赭汤降逆和胃，补益胃气，合半夏泻心汤以调理脾胃之升降，以除病患。旋覆花性温而降逆下气，代赭石重镇苦寒，以镇上冲逆乱之气，合半夏泻心汤之辛开苦降，平调脾胃，寒热并用，攻补兼施，则气逆得降，使脾胃气机畅利。另加海螵蛸、浙贝母以制胃酸，紫苏梗、杏仁以加大其调理气机之功；患者舌淡，苔白，脉细弱，此为脾胃气虚之象，所以除此以外还应不忘用黄芪、党参补益中气，以补脾气，使脾土旺，则病自消，佐以木香、砂仁行气和胃，补而不滞。

二诊：患者诉剑突后灼痛感好转，胃脘部不适减轻，咳嗽减轻，肢体倦缓乏力，嗜睡，纳少，二便调。处方较初诊原方去黄连、海螵蛸、浙贝母，改党参、黄芪各15g，共7剂。

按：此时咳嗽减轻，盖因上逆之浊气得降，不能冲至咽喉，故咳嗽减轻。肢体乏力，纳少，此皆为气虚之象，此时应加强补虚之功。《神农本草经》云"人参，主补五脏"，《内经》云"黄芪即补三焦，实卫气，与桂同，特益气异耳"，甘草炙之则温，可补上中下三焦元气，故宜加大黄芪、党参、炙甘草的用量，以补益脾胃之气，去黄连以防止长用苦寒之品损伤脾胃。

（二）半夏泻心汤合左金丸治疗吐酸之肝胃郁热证

倪某，女，47岁，2019年4月初诊。

主诉：间断反酸烧心2年余，加重2周。

现病史：两年前患者无明显诱因出现反酸烧心，伴胸骨剑突后疼痛，两侧胁肋部胀痛，胃脘部轻微灼痛，曾口服"奥美拉唑肠溶胶囊"，服药后症状有所缓解，仍间断发作，发作时自行服药治疗。两周前再次发作，自行服药后症状未能缓解，现患者反酸烧心，伴胸骨剑突后疼痛，两侧胁肋部胀痛，胃脘部轻微灼痛，口苦，干呕，偶有呃逆，善太息，纳可，寐差，小便调，大便略干，日行一次。舌红，苔薄黄，脉弦滑。

既往史：2年前诊断为"食管炎LA-A，胃食管反流病"，无高血压，糖尿病，冠心病等慢性病史；无传染病史；否认吸烟史，偶有饮酒。

过敏史：否认药物、食物过敏史。

体格检查：T 36.3℃，P 78次/分，R 19次/分，BP 125/75mmHg。

神清，精神可，查体合作，对答切题，发育正常，营养中等，面色少华，形体适中，周身皮肤黏膜未见皮疹、黄染及出血点，浅表淋巴结未触及肿大，头颅无畸形，双瞳孔等大等圆，直径约 3.0mm，反射存在，眼可动，无眼震，粗测视力正常、视野无缺损。鼻唇沟对称，伸舌居中，唇色稍淡。双侧颈动脉对称，颈静脉无怒张，颈无抵抗，气管居中，甲状腺无肿大，胸廓对称，双肺叩诊音清。双肺呼吸音正常，未闻及明显干、湿性啰音，心脏浊音界正常，心音可，HR 78 次 / 分，心律齐，各瓣膜听诊区未闻及杂音。腹软，无压痛、反跳痛及肌紧张。肝脏、脾脏未触及肿大，肝区、双肾区无叩击痛。无双下肢水肿。四肢肌力、肌张力、肌容量正常。生理反射存在，病理反射未引出。感觉对称，共济可。

辅助检查：电子胃镜示食管炎 LA-a，慢性胃炎；C-13 呼气试验示 Hp（-）；心电图无明显异常。

西医诊断：慢性胃炎；食管炎；胃食管反流病。

中医诊断：吐酸。

证候诊断：肝胃郁热证。

中医治法：疏肝泄热，制酸和胃。

处方：半夏泻心汤合左金丸加减。

黄连 9g	黄芩 12g	吴茱萸 3g	海螵蛸 15g
浙贝母 9g	钩藤 15g	石决明 9g	白芍 15g
太子参 9g	木香 9g	生甘草 6g	焦槟榔 9g
砂仁 9g	清半夏 9g	青皮 9g	檀香 6g
薄荷 6g	川楝子 9g	野菊花 12g	煅瓦楞子 15g
柴胡 12g	紫苏梗 9g		

水煎服，日一剂，分早晚两次温服，共 7 剂。

按：患者中年女性，平素情志不畅，肝失疏泄，脾胃气机失调，升降失司，气机郁滞，日久郁而化热，胃失和降，胃气携胃酸上逆，发为吐酸。《素问·至真要大论》云："诸呕吐酸，暴迫下注，皆属于热。"肝胃郁热，则胃失和降，故干呕，胃脘灼痛；肝胃之火上逆于口，则口苦；患者肝气郁滞，故常叹息，心情压抑。《素问玄机原病式》云："火盛制金，不能平木。"这句话进一步解释了肝胃郁热的病机，把肺、脾胃、肝之间的相乘相克关系用一句话精炼而全面地阐释。患者现肝郁气滞，脾胃升降失司，肝胃郁热，故治以疏肝泄热，制酸和胃，选方用左金丸加减，合半夏泻心汤以辛开苦降，调理脾胃气机。左金丸出自朱丹溪《丹溪心法》，方用黄连、吴茱萸，二药虽药性趋于降，然二者一温一寒截然相反，合黄连之苦降与吴茱萸之辛开，共同梳理肝气之疏泄，并可降肝胃之气逆，黄连之寒又可清肝胃之热，吴茱萸之温又可反佐黄连以制其寒性太过，二药合用，如王子接《古方选注》所云："左升右降，药用辛苦，肃降行于升道，故曰左金。"合半夏泻心汤进一步调理气机之升降，增加黄芩用量，去生姜以增强其清胃中之热的功效，而不论是左金丸还是半夏泻心汤，二者均升降并用，寓升于降，降中有升；另加海螵蛸、浙贝母、紫苏梗、煅瓦楞子以制酸止痛，海螵蛸味咸性温，浙贝母味苦性寒，二者一寒一热，共奏制酸止痛之功，可用于各种因胃酸过多引起的疾病；加钩藤、石决明、川楝子、白芍、焦槟榔、青皮以疏肝泄热，行气止痛；加砂仁、木香以行气和胃，协助调理脾胃气机；加薄荷、野菊花以疏肝解郁；加檀香以行气活血，化瘀止痛，以针对胸骨剑突后疼痛。

二诊：患者胁肋部胀痛及剑突后疼痛减轻，胃脘部灼痛及口苦消失，但咽中如有异物，难吐难咽，仍时作叹息。舌淡红，苔腻，脉滑数。此时患者胃中之热已去，肝胃上逆之气得降，胃酸得制，故胁肋部胀痛及胃脘、胸骨后疼痛减轻甚至消失。然出现咽部异物感，此为肝胃郁热日久，气机郁滞，肝胃之热灼炼津液，痰饮内生，发为痰气交阻证。治宜行气解郁，降逆化痰。方用半夏厚朴汤加减。

法半夏 9g	枳壳 12g	厚朴 12g	紫苏梗 15g
陈皮 15g	砂仁 9g	茯苓 15g	旋覆花 15g
煅赭石 12g	青皮 12g	玫瑰花 12g	代代花 15g
绿萼梅 9g			

水煎服，日一剂，分早晚两次温服，共 7 剂。

按：半夏厚朴汤为治疗痰气郁结证的主方之一，在其基础上，加茯苓、陈皮以健脾和胃化痰，增大紫苏梗药量一方面旨在增大行气之功，另一方面为防止停用大量制酸药物出现症状再次加重；加青皮、砂仁以疏肝行气；使用玫瑰花、绿萼梅、代代花、旋覆花等花类药，用药轻灵，既能行气而不伤阴，还能疏肝解郁，对于病情减轻，仍需调理的患者相当契合。

（三）半夏泻心汤合益胃汤治疗吐酸之胃阴不足证

刘某，女，62岁，2019年8月初诊。

主诉：胸骨后灼痛2月余。

现病史：两月前患者无明显诱因出现胸骨后灼痛，伴口酸口苦，当时未就诊，经两月病情仍未缓解，并伴有咽喉不适，偶有咳嗽，干呕，口干口苦，咳嗽剧烈时可有酸水反出，不欲饮食，胃脘痞闷，手心出汗，纳呆食少，夜寐欠安，多梦盗汗，小便略少，大便干。舌红，少苔，脉弦细数。

既往史：糖尿病史7年余，平素口服降糖药，血糖控制尚可，无高血压、冠心病等慢性病史；无传染病史；否认烟酒史。

过敏史：否认药物、食物过敏史。

体格检查：T 36.6℃，P 79次/分，R 19次/分，BP 130/80mmHg。

神清，精神可，查体合作，对答切题，发育正常，营养中等，面色少华，形体适中，周身皮肤黏膜未见皮疹、黄染及出血点，浅表淋巴结未触及肿大，头颅无畸形，双瞳孔等大等圆，直径约3.0mm，反射存在，眼可动，无眼震，粗测视力正常、视野无缺损。鼻唇沟对称，伸舌居中，唇色淡红。双侧颈动脉对称，颈静脉无怒张，颈无抵抗，气管居中，甲状腺无肿大，胸廓对称，双肺叩诊音清。双肺呼吸音正常，未闻及明显干、湿性啰音，心脏浊音界正常，心音可，HR 79次/分，心律齐，各瓣膜听诊区未闻及杂音。腹软，无压痛、反跳痛及肌紧张。肝脏、脾脏未触及肿大，肝区、双肾区无叩击痛。无双下肢水肿。四肢肌力、肌张力、肌容量正常。生理反射存在，病理反射未引出。感觉对称，共济可。

辅助检查：胃镜示慢性萎缩性胃炎；C-13呼气试验示Hp（-）；心电图未见明显异常。

西医诊断：慢性萎缩性胃炎。

中医诊断：吐酸。

证候诊断：胃阴不足证。

中医治法：滋养胃阴，降逆和胃。

处方：半夏泻心汤合沙参麦冬汤加减。

清半夏 9g	黄芩 12g	黄连 3g	北沙参 15g
麦冬 12g	炙甘草 6g	生地黄 12g	玉竹 9g
海螵蛸 15g	浙贝母 12g	天花粉 15g	桑叶 6g
山药 15g	茯苓 15g	芦根 12g	五味子 6g
煅赭石 12g	煅龙骨 15g	煅牡蛎 15g	知母 6g
白扁豆 9g			

水煎服，日 1 剂，分早晚两次温服，共 7 剂。

按：胃阴不足证在吐酸中是常见的证型，患者往往年老，肝肾阴虚，水不足不能济火，继而火盛伤阴，胃阴不足，不能制约胃阳与胃气，进而导致胃气协酸上逆，从而出现诸如口吐酸水，咽喉不适，胸骨后灼热疼痛，食欲不振等症状。胃阴不足，胃火上逆，则干呕口苦；胃阴不足，胃津不能上润口唇，则口干；胃阴不足，胃气失和，升降失司，则脘腹痞闷。沙参麦冬汤出自吴鞠通《温病条辨》，在原著中用作清养肺胃，滋阴润燥，主治温病日久伤阴，其中麦冬、玉竹、天花粉养胃生津；沙参、桑叶滋阴清热；白扁豆、甘草补中益气，兼以化湿；现合半夏泻心汤以辛开苦降，调理脾胃气机，以和降胃气，进而能降上逆之胃酸；另加海螵蛸、浙贝母以制酸止痛；加煅赭石、煅龙骨、煅牡蛎一方面用以制酸，另一方面能滋阴降火，重镇安神，部分吐酸患者夜间症状加重，制其胃酸的同时，安其心神以助其睡眠，有利于患者病情的康复；加芦根、知母以清热养阴；加茯苓、山药以健脾益气和胃，不忘伤阴同时气的耗伤。

二诊：患者口干口苦，咽喉不适消失，胸骨后灼痛及胃脘部痞闷减轻，食欲渐复，食量仍少于前，易神疲乏力，小便仍少，大便略干，舌红，苔少，脉弦滑数。从症状看患者病情有所减轻，表明治法正确，结合患者现症，去龙骨、牡蛎、五味子，加党参 12g，生白术 15g，以健脾益气；加合欢花 15g，酸枣仁 6g 以滋阴安神；加竹叶 12g 以清热利水。继服 7 剂以巩固疗效，煎服法如前，嘱患者服药后视情况随诊。

（四）半夏泻心汤合疏肝散治疗嘈杂之肝郁气滞证

李某，女，51 岁。2019 年 11 月 28 日初诊。

主诉：间断胃中嘈扰不宁，痞胀，反酸，嗳气 2 年余。

现病史：胃中嘈扰不宁，痞胀，反酸间断发作2年余，情绪不畅时上症加重，伴有胁胀、口苦、纳差，平素烦躁易怒，喜叹气，入睡困难，二便调。舌淡暗，舌下络脉略紫暗，苔薄白腻，脉弦滑。

既往史：无高血压、冠心病、糖尿病病史；无传染病病史；否认烟酒史。

过敏史：否认药物、食物过敏史。

体格检查：T 36.5℃，P 70次/分，R 19次/分，BP 110/78mmHg。

神清，精神可，查体合作，对答切题，发育正常，营养中等，面色少华，形体适中，周身皮肤黏膜未见皮疹、黄染及出血点，浅表淋巴结未触及肿大，头颅无畸形，双瞳孔等大等圆，直径约3.0mm，反射存在，眼可动，无眼震，粗测视力正常、视野无缺损。鼻唇沟对称，伸舌居中，唇色稍淡。双侧颈动脉对称，颈静脉无怒张，颈柔软无抵抗，气管居中，甲状腺无肿大，胸廓对称，双肺叩诊音清。双肺呼吸音正常，未闻及明显干、湿性啰音，心脏浊音界正常，心音可，HR 70次/分，心律齐，各瓣膜听诊区未闻及杂音。腹软，无压痛、反跳痛及肌紧张。肝脏、脾脏未触及肿大，肝区、双肾区无叩击痛。四肢肌力Ⅴ级，肌张力、肌容量正常。双下肢无水肿，生理反射存在，病理反射未引出。感觉对称，共济可。

辅助检查：心电图大致正常；胃镜检查示浅表性胃炎伴隆起糜烂，胃底多发息肉。

西医诊断：糜烂性胃炎。

中医诊断：嘈杂。

证候诊断：肝郁气滞证。

治法：疏肝健脾理气。

处方：半夏泻心汤合疏肝散加减。

姜半夏10g　黄芩15g　炙鸡内金15g　海螵蛸20g
青皮15g　陈皮15g　木香10g　土茯苓25g
郁金15g　枳壳15g　沙参15g　煅瓦楞子25g
蒲公英20g　紫苏梗15g　连翘15g　炒麦芽15g
炙甘草10g。

7剂，水煎服，日3服。

按：《周慎斋遗书·嘈杂》曰："嘈杂，是脾虚肝火得以乘聚也。"平素脾虚，加之肝气郁结，气机疏泄失司，肝旺乘脾，进而影响脾主运化，肝脾不和，而致嘈杂。"凡郁皆在中焦"，谨循此理，疏肝的同时重在调理中焦畅达气机。故全方半夏配黄芩，辛开苦降、调和肝脾；青皮、陈皮、麦芽、枳壳合用既疏肝气，又可调达中焦脾胃；木香善通脾胃之滞气，郁金善疏肝解郁活血，二者相伍，疏肝健脾的同时通行气血；肝郁犯脾胃，脾虚湿胜，予土茯苓健脾除湿；连翘、蒲公英为清热解毒药，临床研究证明能够抑制幽门螺杆菌的增殖，对幽门螺杆菌阳性患者，李师认为应将紫苏梗、连翘、蒲公英合用；患者有慢性胃炎病史，中医认为黏膜为胃之津液所化，故以沙参益胃阴，扶正气；炙鸡内金、海螵蛸、煅瓦楞子健脾消食、制酸止痛、保护胃黏膜；炙甘草调和诸药。"嘈杂与吞酸一类，皆由肝气不舒，木挟相火乘其脾胃，则谷之精微不行，浊液攒聚，为痰为饮。"指出肝气郁结，肝脾不调，横逆犯脾胃，脾虚生湿生痰，痰阻中焦，而致嘈杂。肝旺乘脾，脾气虚弱，脾虚生湿，用木香、青皮、郁金行气解郁；用陈皮、半夏、厚朴燥湿化痰以标本兼治。

二诊：患者自述用药3天后上述症状便明显缓解，服药7日后胃中已无明显嘈扰不宁、痞胀、反酸感。以玉女煎7剂巩固善后。随访半年，未再复发。

按：在治疗过程中抓住患者情志不畅时症状加重的微妙之处，四诊合参。患者肝郁气滞，横逆脾胃，全方疏肝理气的基础上健脾消食和胃，辨证准确，用药得当，疗效显著。

参考文献

［1］王庆国．伤寒论选读［M］．北京：中国中医药出版社，2012：90.

［2］王金成，郭晓霞．《伤寒论》痞证辨析［J］．光明中医，2013，28（02）：242-243.

［3］陈倩云，范恒，邱明义．邱明义经方治疗胃痞病经验［J］．湖北中医杂志，2016，38（03）：32-34.

［4］王凤云，唐旭东，李振华，等．慢性胃炎痞证论治［J］．中医杂志,2011,52（03）：199-202.

［5］孙君艺，潘琳琳，金坤，等．国医大师张志远治疗慢性胃炎经验［J］．中华中医药杂志，2020，35（01）：183-185.

［6］周勇，魏盼，周小康．浅析《伤寒论》之“泻心汤”与“心下痞”［J］．中医学报，2019，34（02）：248-251.

［7］代爽，王辉，何庆勇．何庆勇运用半夏泻心汤的经验［J］．世界中西医结合杂志，2018，13（05）：626-629.

［8］聂惠民．三订聂氏伤寒学［M］．北京：学苑出版社，2010：228.

［9］黄煌．经方的魅力：黄煌谈中医［M］．北京：人民卫生出版社，2011：168.

［10］朱智宇，余天泰．余天泰教授半夏泻心汤应用解析［J］. 光明中医,2018,33（15）：2170-2172.

［11］邱裕莹，张福利．叶桂变通半夏泻心汤之探析［J］．世界最新医学信息文摘，2019，19（61）：227，230.

［12］李鑫辉，朱琳．从《温病条辨》看吴鞠通对《伤寒论》半夏泻心汤的继承与发展［J］．中国中医药信息杂志，2018，25（09）：5-7.

［13］张保伟．刘渡舟教授治疗慢性胃炎的经验［J］．中医教育，2000（06）：51-53.

［14］张亮亮．黄煌教授对半夏泻心汤方证的认识与应用［J］．中国医药指南，2008，6（23）：374-375.

［15］臧镭镭，卢世秀．卢世秀应用半夏泻心汤临床经验［J］．中医药通报，2019，18（03）：26-28.

［16］曲夷，丁元庆．李克绍治学方法及临证方药经验［J］．山东中医药大学学报，2018，42（02）：95-98.

［17］孙志刚．辛开苦降法联合半夏泻心汤治疗结肠癌临床研究［J］．亚太传统医药，2017，13（8）：125-126.

［18］卢美璘，张印，李绍旦，等．半夏泻心汤化裁方治疗幽门螺杆菌相关性胃炎寒热错杂证的临床研究［J］．北京中医药，2019，38（05）：480–483.
［19］陈广坤，佟琳，陈雪梅，等．半夏泻心汤“寒热错杂”误解［J］．时珍国医国药，2019，30（11）：2708–2709.
［20］孙丽珍，王三虎．王三虎活用半夏泻心汤经验探析［J］．中医药导报，2019，25（16）：131–132，141.
［21］瞿先侯，杨洋，苏晓兰，等．半夏泻心汤为基础方辨治慢性萎缩性胃炎伴癌前病变的经验［J］．环球中医药，2019，12（02）：263–265.
［22］吴金飞．基于“饮热互结”探讨半夏泻心汤治疗胸痹机制［J］．光明中医，2019，34（16）：2458–2459.
［23］郭佳莹，孟毅，乔明亮，等．基于“胃不和则卧不安”论述半夏泻心汤治疗失眠临床经验［J］．中国民间疗法，2019，27（17）：3–5.
［24］邱裕莹，张福利．叶桂变通半夏泻心汤之探析［J］．世界最新医学信息文摘，2019，19（61）：227，230.
［25］林杰，吴强．魏仲南老师运用半夏泻心汤治疗郁证经验［J］．福建中医药，2018，49（06）：54–55.
［26］董秀娟，李才岛，林丹．林丹教授应用半夏泻心汤诊疗隐性消渴病的经验分析［J］．中国中医药现代远程教育，2019，17（04）：38–41.
［27］张丽芬，蔡艳芳，刘肖林．半夏泻心汤治疗老年功能性消化不良临床疗效与安全性观察［J］．临床合理用药杂志，2019，12（07）：88–89.
［28］朱潇雨，胡敏，高晋生，等．王晞星教授从“寒热错杂”入手运用半夏泻心汤治疗放射性直肠炎经验［J］．时珍国医，2019，30（03）：700–701.
［29］臧镭镭，卢世秀．卢世秀应用半夏泻心汤临床经验［J］．中医药通报，2019，18（03）：26–28.
［30］王晓燕．花宝金运用半夏泻心汤治疗结肠癌经验［J］．中医学报，2019，34（06）：1201–1204.
［31］黄亮．半夏泻心汤加减治疗溃疡性结肠炎临床观察［J］. 光明中医，2019，34（02）：199–201.
［32］杨万江．半夏泻心汤加减治疗脾虚胃热型慢性胃炎的疗效观察［J］．医学食疗与健康，2019（18）：55，218.
［33］殷贝，李佑生，陈玲玲，等．半夏泻心方在消化系统疾病中的应用及疗效机制研究进展［J］．广州中医药大学学报，2019，36（02）：292–296.
［34］梁雪，仇志锴．李立新运用半夏泻心汤治疗小儿胃咳的经验浅谈［J］．中国民间疗法，2019，27（11）：108–109.
［35］赵长军．加减半夏泻心汤治疗难治性慢性胃炎的回顾性分析［J］．世界最新医学

信息文摘，2019，19（54）：203，206.
［36］冯丽丽，张爱平，董银平．半夏泻心汤在胃癌防治中的应用［J］．中国实验方剂学杂志，2012，18（02）：258-259.
［37］宫庆东，张沁园，王洪海．大黄黄连泻心汤历史源流及古今应用［J］．山东中医药大学学报，2014，38（01）：5-7.
［38］王文华，王明炯．论《伤寒论》大黄黄连泻心汤应无黄芩［J］．环球中医药，2016，9（12）：1523-1524.
［39］郑君芙．大黄黄连泻心汤治疗幽门螺杆菌阳性慢性胃炎的临床效果［J］．内蒙古中医药，2017，36（04）：45.
［40］米佳，全世建．大黄黄连泻心汤改善2型糖尿病小鼠胰岛素抵抗及对骨骼肌$GLUT_4$蛋白表达的影响［J］．成都中医药大学学报 2017，40（03）：13-16.
［41］施岚尔，聂课朝，张文婧，等．基于网络药理学探讨大黄黄连泻心汤治疗2型糖尿病作用机制［J］．中国实验方剂学杂志，2019，25（18）：160-166.
［42］逄冰，刘文科，闫韶花，等．仝小林教授应用大黄黄连泻心汤验案举隅［J］．新中医，2012，44（12）：171-173.
［43］于凯洋．附子泻心汤治疗肾阳虚型扩张型心肌病的临床观察［J］．中国民间疗法，2019，27（11）：106-107.
［44］谢静，周洁．附子泻心汤临床应用概况［J］．浙江中医杂志，2012，47（03）：227-228.
［45］柴馥馨，柴瑞霁．柴瑞霁运用附子泻心汤验案［J］．山西中医，2017，33（04）：46-47.
［46］陈明．五脏生克与附子泻心汤［N］．中国中医药报，2014-01-30（005）.
［47］袁尊山．附子泻心汤的临床应用［J］．中医杂志，1979（11）：46-47.
［48］王涵，顾成娟，逄冰．仝小林教授辨治糖尿病胃肠功能紊乱经验［J］．世界中西医结合杂志，2015，10（12）：1654-1656，1666.
［49］吴梦雨，邓博，贾立群．生姜泻心汤对CT26荷瘤小鼠伊立替康相关毒性的防治作用研究［J］．中日友好医院学报，2018，32（06）：356-359，377，320
［50］梁艺钟，李健，林德荣，等．生姜泻心汤治疗寒热错杂型功能性消化不良的临床疗效［J］．广西医学，2019，41（03）：293-296.
［51］周红三．生姜泻心汤加味治小儿腹泻56例［J］．四川中医，2002，20（02）：52.
［52］刘雪梅．生姜泻心汤治疗急性胃肠炎157例［J］．四川中医，2005，23（05）：36-37.
［53］孟新刚．生姜泻心汤加减治疗水热互结型泄泻49例［J］．中国民间疗法，2008，（04）：38.
［54］欧阳博文，刘柏．生姜泻心汤在消化系统疾病的运用［J］．陕西中医，2009，30

（09）：1237.
［55］陈太全，杨艳 . 甘草泻心汤在消化内科的临床应用举隅［J］. 中国民族民间医药，2011，20（23）：84–85.
［56］陈永，王慧，管剑龙 . 甘草泻心汤治疗白塞病的近 10 年研究概览［J］. 时珍国医国药，2018，29（02）：412–414.
［57］王孟秋，王新志 . 王新志教授运用甘草泻心汤治疗灼口综合征验案举隅［J］. 光明中医，2018，33（17）：2496–2497.
［58］孙译维，张良 . 甘草泻心汤联合美沙拉嗪对溃疡性结肠炎患者血清炎症因子和 T 淋巴细胞水平的影响［J］. 世界华人消化杂志，2018，26（32）：1879–1885.
［59］吕恩基，李铁 . 甘草泻心汤加减治疗幽门螺杆菌相关性胃溃疡 80 例的临床观察［J］. 哈尔滨医药，2018，38（06）：570–571.
［60］雷冬梅，李卓虹，李世杰 . 李世杰运用甘草泻心汤加减治疗癌因性疲乏经验［J］. 全科口腔医学电子杂志，2019，6（05）：26.
［61］宋文佳 . 甘草泻心汤在肿瘤治疗中的应用［J］. 中国中医药现代远程教育，2019，17（08）：52–54.
［62］武曦蔼，李平 . 李平运用甘草泻心汤治疗糜烂型口腔扁平苔藓经验［J］. 北京中医药，2019，38（05）：436–438.
［63］郭佳裕，孟娟，杜锦辉 . 甘草泻心汤对抗生素诱导肠道菌群失调小鼠肠道主要菌群及 sIgA 的影响［J］. 中国微生态学杂志，2019，31（11）：1246–1249，1259.
［64］陈曦 . 甘草泻心汤治疗肠易激综合征重叠功能性消化不良［J］. 中国中西医结合消化杂志，2013，21（05）：264–265.
［65］王炳恒，吴明阳，张国海 . 李发枝教授运用甘草泻心汤经验［J］. 中医研究，2016，29（08）：51–53.
［66］王晓鸽，唐旭东，王凤云 . 甘草泻心汤“异病同治”应用机制探讨［J］. 中医杂志，2015，56（03）：189–192.
［67］马福祺，赵林，曹娜，等 . 从火不暖土谈甘草泻心汤的应用［J］. 世界最新医学信息文摘，2018，18（88）：239.
［68］史丽伟，杜立娟，倪青 . 半夏泻心汤治疗糖尿病的理论探讨与临床应用［J］. 中医杂志，2018，59（03）：246–250.
［69］张丰华，孙香娟，邱桂兰，等 . 半夏泻心汤对糖尿病大鼠空腹血糖与胃肠激素调控作用的研究［J］. 中药药理与临床，2014，30（01）：8–10.
［70］徐萌，王吉娥，陈继兰，等 . 半夏泻心汤对糖尿病胃轻瘫大鼠胰岛素抵抗的影响［J］. 中医杂志，2015，56（17）：1502–1505.
［71］徐萌，岳仁宋，杨茂艺，等 . 半夏泻心汤对糖尿病胃轻瘫大鼠肠道菌群及炎症因子的影响［J］. 中草药，2018，49（13）：3056–3061.

［72］徐凤，毛艺纯，周淑芬，等．半夏泻心汤对溃疡性结肠炎小鼠肠道黏膜屏障功能保护作用及 ZO-1 和 Occludin 表达的影响［J］．中国中医基础医学杂志，2019，25（01）：44-51.
［73］张艳云．半夏泻心汤加减联合西药治疗慢性咳嗽临床疗效观察［J］．四川中医，2019，37（01）：109-111.
［74］孔壮，范良．半夏泻心汤加减治疗咳嗽变异性哮喘的临床研究［J］．中国中医基础医学杂志，2014，20（08）：1083-1084.
［75］刘洁，李利民，宁楠，等．半夏泻心汤对偏头痛模型大鼠神经递质、早快基因表达的影响．中药药理与临床 .2015，31（05）：9-12.
［76］刘洁，李利民，宁楠，等．半夏泻心汤介导的 cAMP/PKA 信号通路对偏头痛模型大鼠 c-fos/c-jun 基因的调控作用［J］．中药药理与临床，2019，35（03）：37-40.
［77］李艳红，黄志成．半夏泻心汤加味方配合针灸治疗胃食管反流病寒热错杂型的疗效及对中医证候、生活质量的影响［J］．现代中西医结合杂志，2018，27（04）：421-423.
［78］潘嘉，胡强，宋本艳，等．半夏泻心汤加减治疗围绝经期抑郁症的机制作用［J］．中国实验方剂学杂志，2020，26（03）：15-20.
［79］崔姗姗，邵雷，高小玲，等．半夏泻心汤对食管癌 Eca9706 细胞周期、凋亡及 STAT3 蛋白的影响［J］．中国实验方剂学杂志，2016，22（04）：142，145.
［80］李良明．半夏泻心汤含药血清对结肠癌细胞增殖及裸鼠体内人结肠癌移植瘤生长抑制作用研究［J］．辽宁中医药大学学报，2019，21（12）：38-40.
［81］李玉凤，张碧严，赖芸，等．半夏泻心汤对氟尿嘧啶致腹泻小鼠模型肠道免疫功能的影响［J］．中国实验方剂学杂志，2014，20（33）：181-184.
［82］刘童童，占永立，冒慧敏．半夏泻心汤治疗 IgA 肾病的理论及研究基础［J］．中国中西医结合肾病杂志，2019，20（09）：834-836.
［83］张声生，李乾构，唐旭东，等．慢性萎缩性胃炎中医诊疗共识意见（2009，深圳）［J］．中国中西医结合消化杂志，2010（05）：345-349.
［84］张声生，唐旭东，黄穗平，等．慢性胃炎中医诊疗专家共识意见（2017）［J］．中华中医药杂志，2017，32（07）：3060-3064.
［85］中华中医药学会脾胃病分会．胃脘痛中医诊疗专家共识意见（2017）［J］．中医杂志，2017，58（13）：1166-1170.
［86］世界中医药学会联合会消化病专业委员会．痞满中医临床实践指南（2018）［J］．中医杂志，2019，60（17）：1520-1530.
［87］王驰．古代医籍对痞满的病因病机论述［J］．浙江中医杂志，2009，44（09）：682.

［88］李鹏，苏世荣，杨少军．杨少军主任医师治疗胃痞及泄泻验案［J］．光明中医，2013，28（04）：830–831.
［89］王旭丹．从脑肠轴探讨痞满肝胃不和证机制［J］．世界中西医结合杂志，2009，4（08）：588–589.
［90］高阳，白光．论呃逆的脏腑病机［J］．中国中医基础医学杂志，2019，25（08）：1023–1026.
［91］朱永钦，朱永苹，黄连梅，等．慢性萎缩性胃炎中医病因病机和辨证分型的临床研究进展［J］．中华中医药学刊，2017，35（02）：322–325.
［92］赵欢，杨巧芳．名中医治疗慢性萎缩性胃炎病因病机思路与用药规律［J］．时珍国医国药，2018，29（06）：1518–1520.
［93］刘赓，丁洋，张声生．张声生从“虚”“毒”“瘀”论治慢性萎缩性胃炎［J］．中国中医基础医学杂志，2012，18（10）：1098–1099.
［94］廉艳红，周斌．从脾肾亏虚、胃络瘀阻论治慢性萎缩性胃炎［J］．中华中医药杂志，2017，32（09）：4064–4066.
［95］张璇，徐晶钰，秦志丰，等．从痰论治胃癌前病变临证思路［J］．中国中医药信息杂志，2014，21（03）：99–100.
［96］苏晓兰，于冰娥，杨晨，等．魏玮论治慢性萎缩性胃炎用药经验［J］．辽宁中医杂志，2017，44（01）：41–43.
［97］黄亚娟，蒋士生，王红梅，等．蒋士生教授从伏毒论治慢性萎缩性胃炎经验［J］．中医药导报，2017，23（03）：33–38.
［98］张芬，王敬民，刘持年，等．应用脾阴学说治疗慢性萎缩性胃炎的浅析［J］．成都中医药大学学报，2018，41（02）：91–92.
［99］黄远程，黄超原，梁怀枫，等．慢性非萎缩性胃炎与慢性萎缩性胃炎证候、证素分布规律文献研究［J］．中医杂志，2019，60（16）：1417–1422.
［100］黄远程，潘静琳，黄超原，等．慢性萎缩性胃炎癌前病变证型、证素演变规律文献研究［J］．中医杂志，2019，60（20）：1778–1783.
［101］朱亚楠．慢性萎缩性胃炎患者的中医证候与病理变化及幽门螺杆菌感染的相关性研究［J］．现代中西医结合杂志，2018，27（36）：4068–4071.
［102］中国中西医结合学会消化系统疾病专业委员会．慢性非萎缩性胃炎中西医结合诊疗共识意见（2017年）［J］．中国中西医结合消化杂志，2018，26（01）：1–8.
［103］唐旭东．董建华“通降论”学术思想整理［J］．北京中医药大学学报，1995，18（02）：45–47.
［104］苏泽琦，于春月，张文君，等．国医大师路志正治疗慢性萎缩性胃炎临证经验［J］．现代中医临床，2017，24（03）：34–36.
［105］白光，朱成慧，陈民，等．周学文教授治疗慢性萎缩性胃炎经验［J］．中国中

西医结合消化杂志，2009，17（0）：389–391.

[106] 王彦刚，田雪娇，李佃贵，等.李佃贵治疗慢性萎缩性胃炎用药规律研究[J].中国中医基础医学杂志，2017，23（05）：702–705.

[107] 黄子天.国医大师邓铁涛学术经验传承研究[D].广州：广州中医药大学，2016.

[108] 王海军，李郑生.李振华脾胃病学术思想及临证经验探讨[J].中华中医药学刊，2013，31（08）：1642–1646.

[109] 孙春霞.颜德馨诊治慢性胃肠性腹痛验案2则[J].河南中医，2016，36（03）：405–406.

[110] 王庆其，李孝刚，邹纯朴，等.裘沛然辨治慢性萎缩性胃炎经验[J].安徽中医药大学学报，2017，36（01）：30–32.

[111] 高尚社.国医大师周仲瑛教授治疗慢性胃炎验案赏析[J].中国中医药现代远程教育，2013，11（19）：10–12.

[112] 饶淑华，杨光华.张镜人与萎缩性胃炎证治规律发现[J].中医研究，2002（02）：38–40.

[113] 李乾构，刘赓."因虚致瘀"论治慢性萎缩性胃炎[J].中国中西医结合消化杂志，2019，27（11）：803–805.

[114] 刘赓，唐旭东.唐旭东辨证治疗慢性萎缩性胃炎经验体会[J].辽宁中医杂志，2009，36（05）：734–736.

[115] 陈剑明，崔超，张声生.张声生诊治慢性萎缩性胃炎经验[J].北京中医药，2010，29（03）：180–181.

[116] 周汝杨，张小琴.单兆伟教授辨治慢性萎缩性胃炎四法[J].浙江中医药大学学报，2017，41（11）：863–865.

[117] 徐文江，李彦生.曾升海治疗慢性萎缩性胃炎经验[J].河南中医，2017，37（07）：1182–1184.

[118] 马豆，董筠.董筠教授辨治慢性萎缩性胃炎[J].长春中医药大学学报，2016，33（02）：237–239.

[119] 赵琰，屈会化，王庆国.半夏泻心汤的配伍法则及其对后世的影响[J].北京中医药大学学报，2004（04）：5–6.

[120] 左军，牟景光，胡晓阳.半夏化学成分及现代药理作用研究进展[D].沈阳：辽宁中医药大学，2019.

[121] 张萌，张明星，等.掌叶半夏化学成分及药理作用研究进展[J].上海中医药杂志，2019，53（06）：92–94.

[122] 高振杰，罗沙，周建雄，等.半夏的研究进展[J].四川中医，2019，37（04）：212–214.

［123］盖晓红，刘素香．黄连的化学成分及药理作用研究进展［J］．中草药 2018，49（20）：4919–4923，
［124］盖晓红，刘素香，任涛，等．黄连的化学成分及药理作用研究进展［J］．中草药，2018，49（20）：4919–4926.
［125］田华，闫平慧，张锋利．黄连素对 Hp 相关性大鼠胃黏膜炎症及 ERK1/2 表达的影响［J］．西部中医药，2019，32（08）：1–4.
［126］龙宇，向燕，等．黄芩苷药理作用及新剂型的研究进展．中草药［J］.2019，50（24）：6142–6146.
［127］郑勇凤，王佳婧，傅超美，等．黄芩的化学成分与药理作用研究进展［J］．中成药，2016，38（01）：141–147.
［128］田华，王小平，张峰利．黄芩素对慢性萎缩性胃炎大鼠胃粘膜保护作用的实验研究［J］．中医药通报，2015，14（05）：62–64.
［129］王成喜，朱承晖，袁新国．黄芪和黄芩联合埃索美拉唑治疗幽门螺杆菌相关性胃炎的疗效评价［J］．中国中医药信息杂志，2010，17（09）：68–69.
［130］黎阳，张铁军，刘素香，等．人参化学成分和药理研究进展［J］．中草药，2009，40（01）：164–166.
［131］姚梦杰，吕金朋，张乔，等．人参化学成分及药理作用研究［J］．吉林中医药，2017，37（12）：1261–1263.
［132］张世洋，刘美辰，唐飞，等．人参配伍白术前后皂苷成分及治疗慢性萎缩性胃炎的活性比较［J］．中药药理与临床，2019，35（01）：117–121.
［133］张世洋，刘美辰，唐飞，等．人参、白术有效组分群对慢性萎缩性胃炎大鼠口腔、肠道菌群的影响［J］．中成药，2020，42（01）：49–54.
［134］赵唯含，史瑞，杨美娟，等．黄芪甲苷、人参皂苷 R g1 对慢性萎缩性胃炎大鼠 Hedgehog 信号通路的调控影响［J］．环球中医药，2017，10（12）：1428–1433.
［135］何平平，钟凌云．干姜、生姜及其炮制辅料姜汁的研究进展［J］．中国实验方剂学杂志，2016，22（06）：219–223.
［136］龙全江，徐雪琴．干姜化学成分、药理作用及加工炮制研究文献分析［J］．现代中药研究与实践 2015，29（01）：82–83.
［137］王婷婷，钟凌云．不同姜汁制黄连抑制胃黏膜损伤方面的机制分析［J］．中国实验方剂学杂志，2017，23（12）：18–22.
［138］包芳，李羽涵，杨志刚．甘草代谢组学的研究进展［J］．中草药,2018,49（19）：4662–4669.
［139］郑君，林晓春，陈育尧，等．甘草总黄酮抑制慢性萎缩性胃炎大鼠胃黏膜腺体萎缩及机制研究［J］．中国药理学通，2014，30（01）：113–117.
［140］郭琳，苗明三．大枣现代研究分析［J］．中医学报，2014，29（04）：543–545.

[141] 陈熹，李玉洁，杨庆，等.大枣现代研究开发进展与展望[J].世界科学技术—中医药现代化，2015，17（03）：687-691.
[142] 展锐，邵金辉.大枣多糖抗氧化及抗炎活性的研究[J].现代食品科技，2017，33（12）：38-43.
[143] 张铁铭.半夏泻心汤加减治疗脾胃湿热型慢性浅表性胃炎的疗效观察[J].时珍国医国药，2018，29（02）：384-385.
[144] 郝撑，王捷虹，赵唯含.半夏泻心汤联合标准四联疗法治疗根除幽门螺杆菌失败的慢性胃炎寒热错杂型疗效观察[J].河北中医，2019，41（12）：1859-1861.
[145] 刘海燕，陈永灿，潘庆，等.运用定标活检技术评价半夏泻心汤治疗慢性萎缩性胃炎的疗效[J].中华中医药学刊，2014，32（04）：804-807.
[146] 肖洪玲，田凌云，方正清，等.半夏泻心汤合并西药治疗胆汁反流性胃炎临床疗效的Meta分析[J].中国临床药理学杂志，2015，31（22）：2257-2259.
[147] 张旖晴，郭宇，刘涛，等.辛开苦降法治疗寒热错杂型胆汁反流性胃炎疗效观察[J].陕西中医，2017，38（07）：901-902.
[148] 余琼，徐鹏，林敏，等.半夏泻心汤联合西药治疗原发胆汁反流性胃炎疗效观察[J].湖北中医药大学学报，2018，20（05）：57-60.
[149] 陈玲.半夏泻心汤加味对慢性胃炎症状体征改善情况、血清炎症因子变化及临床治疗效果分析[J].中华中医药学刊，2019，37（07）：1763-1766.
[150] 廖纬琳，陈国忠，夏李明.半夏泻心汤治疗慢性萎缩性胃炎的meta分析[J].时珍国医国药，25（06）：1526-1529.
[151] 赖彦桦.半夏泻心汤治疗Hp相关性慢性胃炎的临床观察及实验研究[D].广州中医药大学.
[152] 杨晋翔，安静，彭继升，等.半夏泻心汤加减方治疗慢性萎缩性胃炎临床疗效的系统评价[J].北京中医药大学学报，2015，38（01）：46-52.
[153] 中华医学会消化病学分会.中国慢性胃炎共识意见（2017年，上海）[J].2017，22（11）：670-687.
[154] 王建斌.半夏泻心汤加味治疗胃癌前病变27例[J].西部中医药,2011,24(12):45-48.
[155] 刘洁，刘琳，李慧臻.基于定标活检技术评价半夏泻心汤对慢性萎缩性胃炎（寒热错杂证）的疗效[J].辽宁中医杂志，2013，40（01）：120-122.
[156] 刘文忠.《幽门螺杆菌感染的处理：Maastricht Ⅴ/Florence共识报告》解读[J].胃肠病学，2016，21（10）：577-584.
[157] 朱耀宇，李红丽.加味半夏泻心汤对调养幽门螺杆菌相关性胃炎的临床分析[J].中华中医药学刊，2018，36（07）：1764-1766.

[158] 张伟，姜锐，王璐．中药半夏泻心汤治疗慢性胃炎伴幽门螺杆菌感染的疗效及安全性分析［J］．辽宁中医杂志，2018，45（07）：1424–1426.
[159] 王海英．半夏泻心汤联合含铋剂四联疗法治疗慢性胃炎合并幽门螺杆菌感染的疗效评价［J］．现代中西医结合杂志，2019，28（07）：773–775.
[160] 黄俊，郑召鹏，刘宁蓉．半夏泻心汤合香砂养胃丸加减对慢性萎缩性胃炎患者血清 GAS、ET、ILs 的影响［J］．中药材，2019，42（07）：1682–1685.
[161] 宫晶书．柴胡疏肝散合半夏泻心汤加减治疗慢性萎缩性胃炎肝胃郁热证临床研究［J］．河南中医，2016，36（11）：1981–1983.
[162] 史倩，周东．半夏泻心汤联合丹参饮治疗幽门螺杆菌相关性慢性胃炎疗效观察［J］．深圳中西医结合杂志，2019，29（21）：40–41.
[163] 陈勇华，韦照广，叶美琼．半夏泻心汤合旋覆代赭汤加味治疗胆汁反流性胃炎疗效观察［J］．广西中医药，2015，38（20）：30–31.
[164] 韩千胜，尚叶芳．四逆散合半夏泻心汤治疗肝胃不和型慢性胃炎临床研究［J］．光明中医，2018，33（01）：81–83.
[165] 李小梅，李雯．连朴饮合半夏泻心汤加减治疗脾胃湿热证慢性浅表性胃炎疗效及对血清 SOD 的影响［J］．现代中西医结合杂志，2017，26（01）：54–56.
[166] 段文强．左金丸合半夏泻心汤加减治疗胆汁反流性胃炎 48 例临床观察［J］．中国现代药物应用，2017，11（02）：182–183.
[167] 王菁，杨冰，李丽，等．半夏泻心汤联合胃复春对慢性萎缩性胃炎患者血清表皮生长因子及血清胃蛋白酶原、胃泌素表达影响［J］．辽宁中医药大学学报，2019，21（07）：154–157.
[168] 史业骞，阿俊仁，刘清君．寒温并用治疗慢性萎缩性胃炎的临床观察［J］．辽宁中医杂志，2018，45（03）：543–545.
[169] 曾天奎．“老十针”针刺法结合半夏泻心汤治疗脾胃湿热型慢性浅表性胃炎的疗效研究［J］．四川中医，2018，36（07）：180–182.
[170] 孙薇，黎婉荣．半夏泻心汤联合中药穴位贴敷治疗胃痞 72 例［J］．陕西中医，2012，33（09）：1141–1142.
[171] 李慧臻，刘琳，王兴章，等．半夏泻心汤对胃癌前病变大鼠胃黏膜组织中的 NF–κB/STAT3 信号通路的影响研究［J］．中国中西医结合消化杂志，2017，25（04）：284–288.
[172] 黄彦平，詹达法，黄海，等．半夏泻心汤人含药血清对 Hp 感染 GES–1 细胞 TGF–β/Smad 信号通路的影响［J］．中国实验方剂学杂志，2018，24（14）：91–96.
[173] 杨贵珍，孙锦霞，王莉新，等．半夏泻心汤通过介导 MAPK 信号通路抑制巨噬细胞炎症因子的分泌［J］．上海中医药大学学报，2018，32（05）：67–72.

[174] 俞媛，陈晓蓉.PI3K/Akt/mTOR 信号转导通路在肝细胞癌发生发展中的作用[J].临床肝胆病杂志，2014，30（09）：954–957.
[175] 王晓燕，李卫东，花宝金.半夏泻心汤通过调控 PI3K/AKT/mTOR 信号通路对结肠癌细胞增殖和转移的影响[J].中医学报，2018，33（244）：1601–1604.
[176] 王江，周永学，谢勇波.半夏泻心汤拆方对胃溃疡大鼠细胞因子的影响及其寒热并用配伍的意义研究[J].中华中医药杂志，2015，30（03）：743–746.
[177] 姜惟，顾武军，周春祥.半夏泻心汤对慢性胃炎合并幽门螺杆菌感染大鼠 SOD、MDA 的影响[J].天津中医药，2003，20（05）：27–30.
[178] 中华医学会消化内镜分会.中国早期胃癌筛查及内镜诊治共识意见（2014 年长沙）[J].中华消化杂志，2014，34（07）：433–448.
[179] 汤茵，钟碧莹，林江英.胃蛋白酶原在慢性萎缩性胃炎诊断中的应用价值[J].中国实验诊断学，2018，22（01）：21–24.
[180] 王雪华，曹燕，张剑宏，等.血清胃蛋白酶原联合胃泌素测定在胃癌及萎缩性胃炎中的诊断价值[J].中华临床医师杂志（电子版），2015，9（10）：1824–1827.
[181] 王菁，杨冰，李丽，等.半夏泻心汤联合胃复春对慢性萎缩性胃炎患者血清表皮生长因子及血清胃蛋白酶原、胃泌素表达影响[J].辽宁中医药大学学报，2019，21（07）：154–157.
[182] 林裕强，陈海霞，孙晓敏.半夏泻心汤联合含铋剂四联疗法治疗慢性胃炎合并幽门螺杆菌感染的疗效评价[J].现代消化及介入诊疗，2015，20（02）：110–112.
[183] 刘思珠，陈天艳.半夏泻心汤与三联疗法联用治疗幽门螺杆菌感染慢性胃炎的临床效果分析[J].现代消化及介入诊疗，2017，22（04）：516–518.
[184] 李玉洁，魏丹丹，史扬，等.半夏泻心汤联合川乌对胃溃疡大鼠血清胃泌素水平的影响[J].中医学报，32（03）：405–408.
[185] 张忠，司银楚，白丽敏，等.半夏泻心汤对应激性胃溃疡大鼠生长抑素的影响[J].中国中西医结合杂志，2007，27（10）：916–918.
[186] 张吉仲，李利民，黄利，等.半夏泻心汤及其拆方对脾虚大鼠胃泌素和生长抑素的影响[J]中药药理与临床，2013，29（01）：15–17.
[187] 陈文剑，樊春华，胡瑾君，等.半夏泻心汤加味配合穴位贴敷对功能性消化不良患者血清胃动素的影响及疗效分析[J].中国中西医结合消化杂志，2016，24（07）：530–533.
[188] 陈德兴，王雨秾，沈芸，等.半夏泻心汤对肝郁脾虚大鼠生长抑素和胃动素的影响[J].上海中医药杂志，2006，40（06）：56–58.
[189] 梁雪冰，孙俊，赵国平.半夏泻心汤活性成分最佳组合筛选及其对胃溃疡大鼠 Leptin、ET–1 的影响[J].中药材，2012，35（10）：1637–1640.
[190] Saccardic，Gizzos，Vitaglianoa，et al. Peri–incisional and intraper–itoneal

ropivacaine administration：a new effective tool in pain control after laparoscopic surgery in gynecology：a randomized controlled clinical trial［J］.Surgical Endoscopy，2016，30（12）：5310.

［191］Hou M，Zhou NB，Li H，et al. Morphine and ketamine inhibit immune function of gastric cancer patients by increasing percentage of CD4+ CD25+ Foxp3+regulatory T cells in vitro［J］.JSurgRes，2016，203（02）：306.

［192］张海莲，朱云，张琦，等慢性胃炎 CD4+T、CD8+T 细胞及 Foxp3 的表达及意义［J］. 蚌埠医学院学报，2018，43（09）：1147–1153.

［193］莫莉，皮明钧，伍参荣，等半夏泻心汤及其拆方对幽门螺杆菌感染小鼠胃黏膜 CD4、CD8 表达的影响［J］. 湖南中医学院学报，2006，26（01）：8–10.

［194］王雪梅，严光俊，刘冲 . 半夏泻心汤加减治疗脾胃湿热型慢性萎缩性胃炎患者的临床效果［J］. 世界中医药，2019，14（02）：412–416.

［195］崔国宁，刘喜平，陈嘉慧，等 . 半夏泻心汤联合 IL–12 转染骨髓间充质干细胞对胃癌荷瘤裸鼠抑瘤作用研究［J］. 中国中医药信息杂志，2020，27（01）：39–44.

［196］陈璐，陈先社，许怀利，等 . 树突状细胞对胃癌前病变的免疫保护分析［J］. 现代生物医学进展，19（22）：4396–4400.

［197］朱立宁，徐岷，张尤历，等 . 幽门螺杆菌感染诱导髓源抑制细胞在胃癌发生中的作用［J］. 江苏医药，2012，38（12）：1404–1406.

［198］李皓月，李金霞，申力 .PD–1/PD–L1 与胃癌的关系及临床应用［J］. 肿瘤，2019，39（10）：842–849.

［199］蔡甜甜，潘华峰，张成哲，等 . 黄芪甲苷保护胃癌前病变大鼠胃黏膜损伤研究［J］. 中华中医药杂志，2018，33（09）：4066–4070.

［200］朱飞叶，谢冠群，徐珊 . 乐胃饮对胃癌前病变大鼠模型自噬基因 Beclin1 的影响［J］. 中华中医药杂志，2017，32（01）：282–28.

［201］孔繁静，赵娟 .Hp 感染的消化性溃疡伴胃癌前病变与自噬因子的相关性研究［J］. 实用癌症杂志，2016，31（07）：1065–1068.

［202］张香芝，吴淑华，李扬扬，等 . 早期胃癌组织自噬相关基因 LC3、Raptor、Rictor 表达及意义［J］. 山东医药，2018，58（24）：5–9.

［203］陈伟妍，刘春英 . 熊果酸对胃癌细胞株 MGC–803 凋亡和自噬的调控及其作用机制［J］. 中国肿瘤生物治疗杂志，2019，26（06）：638–643.

［204］周艺，聂玉强，林泳，等 .miR–181a 及其靶基因 Atg5 在胃癌中的表达及临床意义［J］. 胃肠病学和肝病学杂志，2016，25（03）：276–278.

［205］冉静纯，赵唯含，王捷虹，等 . 从细胞自噬探讨“毒瘀交阻”的微观机制及其在胃癌前病变中的应用［J］. 中华中医药学刊，2019，37（12）：2894–2896.